妇产科常见疾病诊疗研究

王敬敏 张春艳 韩春英 张美玲 肖 明 张 玲◎主编

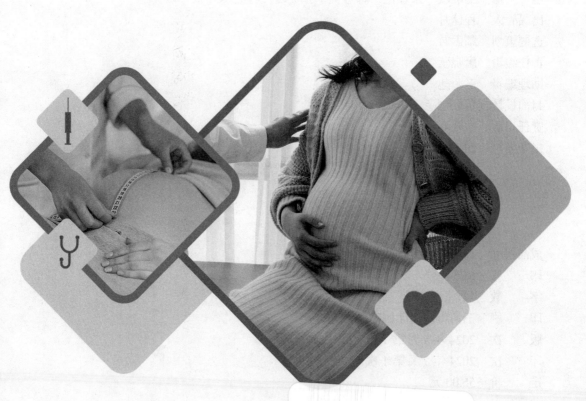

四川科学技术出版社

图书在版编目（CIP）数据

妇产科常见疾病诊疗研究 / 王敬敏等主编 . -- 成都：
四川科学技术出版社 , 2024.7. -- ISBN 978-7-5727
-1428-3

Ⅰ . R71

中国国家版本馆 CIP 数据核字第 2024EE1692 号

妇产科常见疾病诊疗研究
FUCHANKE CHANGJIAN JIBING ZHENLIAO YANJIU

主　　编	王敬敏　张春艳　韩春英　张美玲　肖　明　张　玲
出 品 人	程佳月
选题策划	鄢孟君
责任编辑	唐晓莹
助理编辑	王　芝
封面设计	星辰创意
责任出版	欧晓春
出版发行	四川科学技术出版社
	成都市锦江区三色路 238 号　邮政编码　610023
	官方微博　http://weibo.com/sckjcbs
	官方微信公众号　sckjcbs
	传真　028-86361756
成品尺寸	185 mm × 260 mm
印　　张	6.75
字　　数	147 千
印　　刷	三河市嵩川印刷有限公司
版　　次	2024 年 7 月第 1 版
印　　次	2024 年 7 月第 1 次印刷
定　　价	56.00 元

ISBN 978-7-5727-1428-3

邮　　购：成都市锦江区三色路 238 号新华之星 A 座 25 层　邮政编码：610023
电　　话：028-86361770

编委会

主　编：王敬敏　张春艳　韩春英

　　　　张美玲　肖　明　张　玲

副主编：杨　蓉　黄赞怡　蒋　晶

编　委：张文涛　许晓燕

前 言

　　女性的一生，从出生至临终通常会经历新生儿期、儿童期、青春期、性成熟期、绝经过渡期和绝经后期 6 个阶段。在这漫长的时期里，尤其是发育成熟后，女性受婚配、生育等特殊人生事件的影响，女性生殖生理和生殖内分泌功能均有可能发生异常，同时也会因外界环境的影响而出现女性生殖系统感染性病变、生殖器官肿瘤、生殖内分泌疾病等问题。妇产科学在社会发展及医疗实践过程中应运而生，并逐步成熟。随着科学技术的飞速发展，妇产科学的基础研究和临床实践等领域都取得了长足的进步，妇产科疾病病因学、发病机制、诊断与治疗等各个方面都得到了深入研究和广泛实践。随着医学模式的转变和传统医学观念的更新，妇产科学的许多诊疗技术和方法也发生了新的变化。因此，编撰一本融汇妇产科学新进展、新信息和新观念的参考书籍，十分必要。

　　本书立足于临床需要，从实用角度出发，对近年来一些妇产科相关的常见病、多发病的诊断与治疗进行了重点介绍，包括女性生殖系统解剖、女性生殖系统生理、妇产科常用检查、女性生殖系统炎症、妊娠疾病、妇科腹腔镜手术、妇科宫腔镜检查及手术等相关内容。本书结构严谨、层次分明、可读性和实践指导性强，注重科学性与实用性的统一，全面、系统地阐述了妇产科常见病症的诊疗方法。本书可供妇产科专业学生参考阅读，也可作为全科医生科学、规范、合理地进行临床诊疗的参考用书。

　　由于编者水平有限，加之编写时间仓促，书中若存在疏漏之处，恳请广大读者批评指正。

编者
2024 年 1 月

CONTENTS 目录

第一章 女性生殖系统解剖

第一节 外生殖器与内生殖器

一、外生殖器

女性外生殖器指生殖器官的外露部分，位于两股内侧间，前为耻骨联合，后为会阴，包括阴阜、大阴唇、小阴唇、阴蒂和阴道前庭，统称为外阴。

（一）阴阜

阴阜为耻骨联合前面皮肤隆起的脂肪垫，其皮下脂肪组织丰富。青春期该部分开始生长阴毛，呈倒三角形分布。阴毛为女性的第二性征之一。

（二）大阴唇

大阴唇为两股内侧一对纵行隆起的皮肤皱襞，起于阴阜，止于会阴。大阴唇外侧面为皮肤，有色素沉着和阴毛，皮层内有皮脂腺和汗腺；大阴唇内侧面湿润似黏膜。皮下为疏松结缔组织和脂肪组织，内含丰富的血管、淋巴管和神经。外伤出血时易形成大阴唇血肿。未经阴道分娩的女性的两侧大阴唇自然合拢，遮盖尿道口和阴道口；经阴道分娩的女性的大阴唇向两侧分开；绝经后女性的大阴唇会萎缩。

（三）小阴唇

小阴唇系位于两侧大阴唇内侧的一对薄皮肤皱襞，其表面湿润、色褐、无毛，富含神经末梢。两侧小阴唇前端融合，并分为前后两叶，前叶形成阴蒂包皮，后叶形成阴蒂系带。大、小阴唇后端汇合，在正中线形成一条横皱襞，称为阴唇系带。

（四）阴蒂

阴蒂位于两侧小阴唇顶端下方，与男性阴茎海绵体的组织相似，有勃起性。分为阴蒂头、阴蒂体和阴蒂脚3个部分，前为阴蒂头，暴露于外阴，富含神经末梢，为性反应器官，极为敏感；中为阴蒂体；后为两阴蒂脚，附着于两侧耻骨支上。

（五）阴道前庭

阴道前庭为两侧小阴唇之间的菱形区域。其前为阴蒂，后为阴唇系带。此区域内有以下结构。

1. 前庭球

前庭球又称球海绵体，位于前庭两侧，由具性勃起的静脉丛组成，表面被球海绵体肌覆盖。

2. 前庭大腺

前庭大腺又称为巴氏腺，位于大阴唇后部，如黄豆大，左右各一。腺管向内侧开口于阴道前庭后方小阴唇与处女膜之间的沟内。性兴奋时分泌黄白色黏液，起润滑作用。正常情况下检查时不能触及此腺，如因感染致腺管口闭塞，可形成前庭大腺脓肿或前庭大腺囊肿。

3. 尿道外口

尿道外口位于阴蒂头的后下方，其后壁上有尿道旁腺，其分泌物有润滑尿道口的作用。尿道旁腺开口小，容易有细菌潜伏。

4. 阴道口及处女膜

阴道口位于尿道外口的后方，前庭的后部。处女膜为覆盖在阴道口较薄的一层黏膜皱襞，可呈环形、半月形、伞状或筛状，内含结缔组织、血管及神经末梢。处女膜中央有一孔，孔的大小、形状及膜的厚薄因人而异，处女膜多于初次性交或剧烈运动时破裂，分娩后仅留有处女膜痕。

二、内生殖器

女性生殖器位于真盆骨内，包括阴道、子宫、输卵管及卵巢，后两者合称为子宫附件。

（一）阴道

阴道是连接子宫和外生殖器的肌性管道，富有伸展性。它是女性的性交器官，也是月经血排出和胎儿娩出的通道。

1. 阴道的位置和形态

阴道位于真骨盆下部中央，其前方有膀胱和尿道，后方邻直肠。阴道为一上宽下窄的通道，其前壁长 7 ～ 9 cm，后壁长 10 ～ 12 cm。阴道的上端宽阔，包绕子宫颈阴道部，下端开口于阴道前庭后部。子宫颈与阴道间的圆周状隐窝称为阴道穹隆，可分为前、后及两侧穹隆。阴道后穹隆最深，并与直肠子宫陷凹相邻，二者间仅隔以阴道壁和一层腹膜，可经阴道后穹隆穿刺引流腹膜腔内积液。阴道的下端较窄，以阴道口开口于阴道前庭。临床上可隔直肠前壁触诊直肠子宫陷凹、子宫颈和子宫口的情况。阴道下部穿经尿生殖膈，膈内的尿道阴道括约肌和肛提肌均对阴道有括约作用。

2. 阴道壁的组织结构

阴道壁自内向外由黏膜、肌层和纤维组织膜构成。阴道壁富有静脉丛，损伤后易出血或形成血肿。

1）阴道黏膜

黏膜层由非角化复层鳞状上皮覆盖，无腺体，呈淡红色，有较大的伸展性，其上端 1/3 处黏膜在性激素的作用下发生周期性变化，临床上阴道涂片检测女性卵巢或胎盘功能时在此采集标本。有许多横形皱襞，由上皮和固有层构成。上皮为非角化的复层扁平上皮。一般情况下，虽然表层细胞内含透明角质颗粒，但不出现角化。在雌激素的作用下，上皮细胞内聚集大量糖原，浅层细胞脱落后，糖原被阴道乳酸杆菌分解为乳酸，使阴道液呈酸性，具有一定的抗菌作用。绝经后，阴道黏膜萎缩，上皮变薄，脱落细胞减少，阴道液 pH 上升，细菌易繁殖而导致阴道炎。阴道上皮的脱落与更新受卵巢激素的影响。在增殖期，阴道上皮变厚，角化细胞增多；在分泌期，阴道上皮变薄，脱落细胞增多。固有层由富含弹性纤维和血管的结缔组织构成。

2）肌层

肌层由内环和外纵两层平滑肌构成，较薄，肌束呈螺旋状交错排列，其间的结缔组织内富含弹性纤维，该结构特点使阴道壁易于扩张。

3）纤维组织膜

阴道肌层外覆纤维组织膜，与肌层紧密粘贴。其弹力纤维成分多于平滑肌纤维，使阴道壁具有较大的伸展性。

（二）子宫

子宫是壁厚腔小的肌性器官，是产生月经和孕育胚胎及胎儿的器官，其形态、位置和结构随年龄、月经周期和妊娠而改变。

1. 子宫的形态

子宫呈前后略扁的倒置梨形，成人未孕子宫重50～70 g，长7～8 cm，宽4～5 cm，厚2～3 cm，容量约5 mL。子宫分为底、体、颈三部分：子宫底是两侧输卵管子宫口以上宽而圆凸的部分；子宫颈是下端狭细呈圆柱状的部分，为肿瘤的好发部位；子宫体是底与颈之间的部分。成人子宫颈长2.5～3.0 cm，分为两部分：其下端伸入阴道内，称为子宫颈阴道部；在阴道以上的部分，称为子宫颈阴道上部。子宫颈与子宫体之间形成的最狭窄部分，称为子宫峡部。在非妊娠期，此部不明显，长约1 cm；在妊娠期，子宫峡部逐渐伸展变长，形成子宫下段；在妊娠末期可延长为7～11 cm，峡壁逐渐变薄，产科常在此处进行剖腹取胎术，可避免进入腹膜腔，减少感染机会。子宫与输卵管相接处，称为子宫角。

子宫的内腔较狭窄，可分为两部分：上部位于子宫体内，称为子宫腔，呈前后略扁的三角形裂隙，两端通输卵管，尖端向下通子宫颈管；下部位于子宫颈内，称为子宫颈管，呈梭形，上口通子宫腔，下口通阴道，称为子宫颈外口。未经阴道分娩的女性的子宫颈外口为圆形，边缘光滑整齐；经阴道分娩的女性的子宫颈外口受分娩的影响形成横裂，其子宫口的前缘和后缘分别称为前唇和后唇，后唇较长，位置也较高。

2. 子宫的位置

子宫位于盆腔中央，在膀胱和直肠之间，下端接阴道，两侧有输卵管和卵巢。子宫底位于小骨盆上口平面以下，子宫颈的下端在坐骨棘平面的稍上方。成年女性子宫的正常姿势是前倾前屈位。前倾即整个子宫向前倾斜，子宫长轴与阴道长轴之间形成一个向前开放的夹角，约为 90°；前屈是子宫体与子宫颈之间形成一个向前开放的钝角，约为 170°。子宫的活动性较大，膀胱和直肠的充盈程度可影响子宫的位置。

膀胱上面的腹膜向后折转覆盖子宫前面，形成膀胱子宫凹陷，转折处约在子宫峡水平。子宫后面的腹膜从子宫体向下移行于子宫颈和阴道后穹隆上面，再反折至直肠的前面，形成较深的直肠子宫陷凹。立位时，它是女性腹膜腔的最低点，与阴道后穹隆相邻。当腹膜腔积液时，可经阴道后穹隆穿刺或引流。

3. 子宫的固定装置

子宫的正常位置主要依靠以下 4 对韧带维持。

1）阔韧带

子宫前后壁的腹膜自子宫侧缘向两侧延伸，形成双层腹膜皱襞，称为阔韧带。阔韧带的上缘游离，包裹输卵管，其上缘外侧端移行为卵巢悬韧带。阔韧带的前层覆盖圆韧带，后层覆盖卵巢和卵巢固有韧带，前、后两层之间的疏松结缔组织内有血管、淋巴管、神经等。它可限制子宫向两侧移动。

2）圆韧带

圆韧带起自子宫与输卵管结合处的前下方，在阔韧带前层的覆盖下，向前外侧弯行，到达盆腔侧壁，经腹股沟管，止于阴阜和大阴唇的皮下，它是维持子宫前倾位置的主要结构。

3）主韧带

主韧带由平滑肌和结缔组织构成，位于阔韧带的下部两层之间，横行于子宫颈两侧和骨盆侧壁之间，较强韧。它的主要作用是固定子宫颈的位置，防止子宫向下脱垂。

4）宫骶韧带

宫骶韧带由平滑肌和结缔组织构成，起自子宫体和子宫颈交界处后面的上侧方，向后弯行绕过直肠两侧，止于骶骨前面。其表面有腹膜覆盖，形成弧形的直肠子宫壁。它向后、向上牵引子宫颈，与圆韧带协同，维持子宫的前倾位置。

除上述韧带外，盆膈、尿生殖膈和阴道的托持以及周围结缔组织的牵拉等因素，均对维持子宫正常位置起着很大的作用。如果这些固定装置薄弱或受到损伤，即可导致子宫位置异常或形成不同程度的子宫脱垂。

4. 子宫的年龄变化

新生儿的子宫高出骨盆腔上口，输卵管和卵巢位于髂窝内，子宫颈较子宫体长而粗。性成熟前期，子宫迅速发育，壁增厚。性成熟期，子宫颈和子宫体的长度几乎相等。除各径和内腔都增大外，经产妇的子宫的重量可增加 1 倍。绝经期后，子宫萎缩变小，壁也变薄。

5. 子宫体的组织结构

宫体壁由 3 层组织构成，由内向外分为子宫内膜层、肌层和浆膜层。

1）子宫内膜层

子宫内膜与肌层直接相贴，其间无内膜下层组织。子宫内膜分为致密层、海绵层和基底层。内膜表面 2/3 为致密层和海绵层，统称为功能层，受卵巢性激素影响，发生周期变化而脱落。基底层为靠近子宫肌层的 1/3 内膜，不受卵巢性激素影响，不发生周期变化。子宫动脉的分支经外膜穿入肌层，在肌层的中间层内形成弓形动脉，从弓形动脉发出许多放射状分支，垂直穿入内膜。在内膜与肌层交界处，每条小动脉发出一个小而直的分支，称为基底动脉，分布于内膜基底层，它不受卵巢激素的影响。小动脉主干则从内膜基底层一直延伸至功能层浅部，呈螺旋状走行，称为螺旋动脉，它对卵巢激素极为敏感。螺旋动脉在内膜浅层形成毛细血管网，然后汇成小静脉，穿越肌层，汇成子宫静脉。

2）子宫肌层

子宫肌层很厚，非孕时厚约 0.8 cm，由大量平滑肌组织、少量弹力纤维与胶原纤维组成，分为 3 层：内层肌纤维环行排列，痉挛性收缩可形成子宫收缩环；中层肌纤维交叉排列，多围绕血管交织排列如网，收缩时可压迫血管，有效地制止子宫出血；外层肌纤维多纵行排列，极薄，是子宫收缩的起始点。成年女性的子宫平滑肌纤维长约 50 μm。在妊娠期，平滑肌纤维增生肥大，可长达 500 μm；结缔组织内未分化的间充质细胞也可分化为平滑肌纤维，使肌层显著增厚。分娩后，平滑肌纤维恢复正常，部分肌纤维凋亡，子宫恢复原状。子宫平滑肌的收缩受激素调节，其活动有助于将精子向输卵管运送、经血排出和胎儿娩出。

3）子宫浆膜层

子宫浆膜层为覆盖在宫底部及子宫前后面的脏腹膜，与肌层紧贴。在子宫前面，近子宫峡部处的腹膜向前反折覆盖膀胱，形成膀胱子宫陷凹；在子宫后面，腹膜沿子宫壁向下，至子宫颈后方及阴道后穹隆再折向直肠，形成直肠子宫陷凹，也称道格拉斯陷凹。

6. 子宫颈的组织结构

子宫颈主要由结缔组织构成，含少量平滑肌纤维、血管及弹力纤维。子宫颈内腔呈梭形，称子宫颈管。成年未生育女性的子宫颈管长 2.5 ~ 3.0 cm，其下端称为子宫颈外口，开口于阴道。未经阴道分娩的女性子宫颈外口呈圆形；经阴道分娩的女性子宫颈外口受分娩的影响形成横裂，分为前唇和后唇。子宫颈管内黏膜为单层高柱状上皮，黏膜内腺体分泌碱性黏液，形成黏液栓堵塞子宫颈管。黏液栓的成分及性状受性激素影响，会发生周期性变化。子宫颈阴道部由复层鳞状上皮覆盖，表面光滑。子宫颈外口柱状上皮与鳞状上皮交接处是子宫颈癌的好发部位。

（三）输卵管

1. 输卵管的位置和形态

输卵管是卵子与精子的结合场所，也是运送受精卵的肌性管道，左右各一，细长而弯曲，长 8 ~ 14 cm，位于子宫底的两侧，包裹在阔韧带的上缘内。内侧端开口于子宫腔，称为输卵管子宫口。外侧端游离，开口于腹膜腔，称为输卵管腹腔口，故女性腹膜腔经输卵管、子宫和阴道与外界相通。

2. 输卵管的分部

输卵管由内侧向外侧分为4个部分。

1）间质部

间质部为通入子宫壁内壁的部分，长约1 cm，管腔最窄，约为1 mm，以输卵管子宫口通子宫腔。

2）峡部

峡部在间质部外侧，管腔较狭窄，壁较厚，长2～3 cm，直径约2 cm，血管较少，水平向外移行为壶腹部。输卵管结扎术常在此处进行。

3）壶腹部

壶腹部在峡部外侧，壁薄，管腔宽大且弯曲，直径约为6 mm，血供较丰富，长5～8 cm，占输卵管全长的2/3。壶腹部是正常情况下卵子受精的部位。若受精卵未能移入子宫而在输卵管内发育，即为异位妊娠，习称宫外孕。

4）伞部

伞部在输卵管的最外侧端，为末端呈漏斗状膨大的部分，长1.0～1.5 cm，开口于腹腔，管口处有许多指状突起，有"拾卵"作用。

3. 输卵管壁的结构

输卵管壁由内向外分为黏膜层、平滑肌层和浆膜层。

1）黏膜层

内层为黏膜层，由单层高柱状上皮覆盖。黏膜可形成许多纵行而分支的皱襞，壶腹部最发达，高且多分支，故管腔不规则。黏膜由上皮和固有层组成。上皮为单层柱状，由纤毛细胞和分泌细胞组成。纤毛细胞在漏斗部和壶腹部最多，至峡部和间质部逐渐减少。纤毛向子宫方向摆动，有助于卵细胞移向子宫和阻止微生物进入腹膜腔。分泌细胞表面有微绒毛，胞质顶部有分泌颗粒，其分泌物构成输卵管液，可营养和辅助运送卵子与受精卵。上皮的结构变化与月经周期有关。在子宫内膜增殖晚期（排卵前），纤毛细胞变为高柱状，纤毛增多，分泌细胞顶部充满分泌颗粒，分泌功能旺盛；至分泌晚期，两种细胞均变矮，纤毛细胞的纤毛减少，分泌细胞的分泌颗粒排空。在月经期和妊娠期，上皮细胞矮小。固有层为薄层结缔组织，含有丰富的毛细血管和散在的平滑肌纤维。

2）平滑肌层

中层为平滑肌层，由内环和外纵两层平滑肌构成，以峡部最厚，该层肌肉可有节奏地收缩而引起输卵管由远端向近端蠕动。

3）浆膜层

外层为浆膜层，是腹膜的一部分，由间皮和富含血管的疏松结缔组织构成。

（四）卵巢

1. 卵巢的位置和形态

卵巢是成对的实质性器官，位于子宫两侧盆腔侧壁的卵巢窝内。卵巢呈扁椭圆形，略呈灰白色，分内、外侧面，前、后缘和上、下端。外侧面贴于盆腔侧壁，内侧面朝向子宫。

生育期女性的卵巢大小约为 4 cm × 3 cm × 1 cm，重约 5 ~ 6 g。卵巢的大小和形态随年龄而不同。幼年卵巢较小，表面光滑。性成熟期卵巢最大，此后由于多次排卵表面出现瘢痕，凹凸不平。女性于 35 ~ 40 岁时卵巢逐渐缩小，50 岁左右时卵巢会随月经停止而逐渐萎缩，变小、变硬。

2. 卵巢的结构

卵巢表面为单层扁平或立方的表面上皮，上皮下方为薄层致密结缔组织构成的白膜。卵巢的实质分为外周的皮质和中央的髓质。皮质较厚，内含不同发育阶段的卵泡、黄体和间质组织等，卵泡间的结缔组织内含有网状纤维和低分化的梭形基质细胞。髓质为疏松结缔组织，与皮质无明显分界，含有丰富的血管、淋巴管和神经。近卵巢门处的结缔组织内有少量平滑肌和门细胞。门细胞位于卵巢门近系膜处，其细胞结构与睾丸间质细胞类似，为多边形或卵圆形，直径 14 ~ 15 μm，核圆，核仁清晰，胞质嗜酸，富含胆固醇和脂色素等。门细胞可分泌雄激素，妊娠期和绝经期的门细胞较明显。门细胞增生或发生肿瘤时，患者常伴有男性化症状。

第二节 血管、淋巴与神经

女性生殖系统的血管、淋巴及神经，大多是互相平行，且左右对称。

一、血管系统

女性内、外生殖器的血液，主要来自卵巢动脉、子宫动脉、阴道动脉及阴部内动脉。各部位的静脉均与同名动脉伴行，数量较动脉多，并在相应器官及周围形成静脉丛，且相互吻合。

（一）卵巢动脉

卵巢动脉是由腹主动脉发出（左侧可来自左肾动脉），向下行至骨盆腔，并跨过输尿管，经骨盆漏斗韧带，向内再经卵巢系膜入卵巢门而达卵巢。卵巢动脉在输卵管系膜内分出若干分支供应输卵管，其末梢则在子宫角附近与子宫动脉上行支相吻合。

（二）子宫动脉

子宫动脉系髂内动脉前干分支，下行不远即伸入阔韧带边缘内，再经子宫旁组织到达子宫外侧,在离子宫颈约 2 cm 处跨越输尿管。在达阴道上子宫颈部即分成两支，较小者下行为子宫颈－阴道支，以供给子宫颈、阴道上部及膀胱的一部分血液；较大者上行为子宫体支，沿子宫侧缘上行，当上行至子宫角时，又分为 3 支：①卵巢支，与卵巢动脉末梢吻合。②子宫底支，分布于子宫底部。③输卵管支，分布于输卵管。

（三）阴道动脉

阴道动脉系髂内动脉前干分支，它与子宫动脉的阴道支不同，但亦有许多小分支分布在膀胱顶部、颈部及阴道中下段前后壁。

（四）阴部内动脉

阴部内动脉为髂内动脉前干终支，它从坐骨大孔穿出骨盆腔，绕过坐骨棘，再经坐骨小孔而进入会阴肛门部，并达到坐骨直肠窝的筋膜。它分出痔下动脉，分布于直肠下段及肛门部；在尿生殖膈处，又分出阴唇动脉，分布于阴唇以及会阴动脉。它的总支称为阴蒂动脉，供给阴蒂及前庭球血液。

二、淋巴系统

生殖系统的淋巴管及淋巴结也是伴随相应血管而行。它们首先汇入沿髂动脉的各淋巴结内，然后转入腹主动脉旁淋巴结，最后在第 2 腰椎部再汇入胸导管的乳糜池中。生殖系统的淋巴主要分为两组，即外生殖器淋巴组与盆腔淋巴组。

（一）外生殖器淋巴组

外生殖器淋巴组分为深浅两部，均输入髂外淋巴结组。

1. 腹股沟浅淋巴结

腹股沟浅淋巴结位于腹股沟韧带下方，收纳外生殖器、阴道下部、会阴、肛门部及下肢的淋巴，输出管大部分汇入腹股沟深淋巴结。

2. 腹股沟深淋巴结

腹股沟深淋巴结位于股静脉内侧，在阔筋膜的深方股三角内，股动脉起始部周围，收纳阴蒂、腹股沟浅淋巴，汇入髂外及闭孔等淋巴结。

（二）盆腔淋巴组

1. 髂淋巴组

髂淋巴组由闭孔、髂内、髂外、髂总淋巴结组成，可以收纳阴道上部、子宫颈、子宫及膀胱的淋巴。

2. 腰淋巴组

腰淋巴组可以收纳卵巢、输卵管、子宫底及自髂淋巴结而来的淋巴。

3. 骶前淋巴组

骶前淋巴组可以收纳直肠、阴道及子宫颈等的淋巴。

三、神经系统

内生殖器主要由交感神经与副交感神经支配。交感神经在腹主动脉前面,形成含有神经结的腹主动脉丛,由腹主动脉丛再分出卵巢丛,经卵巢门而入卵巢,并将其分支分布到输卵管。腹主动脉丛的主要部分形成骶前神经丛,或称为上腹下神经丛,此丛在骶骨岬前方下行而进入骨盆,在直肠壶腹后面,又分为左右两束下腹下神经丛,它除了少量纤维分布于子宫体,主要形成骨盆神经丛。骨盆神经丛除由交感神经纤维组成外,还含有来自第Ⅱ、Ⅲ、Ⅳ骶神经的副交感神经纤维。骨盆神经丛分出的神经支配着子宫体、子宫颈、阴道及膀胱上部等。在这些神经中,除了有向外传导的交感神经和副交感神经外,也有向上传导的感觉神经。感觉神经的感受器将子宫内的冲动传向中枢,是引起子宫反射性收缩的重要环节,使分娩时子宫体部能够很好地收缩及子宫颈部顺利地扩张。外生殖器由阴部神经支配。阴部神经为体干神经(包括运动神经与感觉神经),由第Ⅱ、Ⅲ、Ⅳ骶神经的分支所组成,与阴部内动脉取同一途径,在坐骨结节内侧下方分成3支,即肛门神经、阴蒂背神经及会阴神经。

第三节 骨盆与骨盆底

一、骨盆

女性骨盆是躯干和下肢之间的骨性连接,是支持躯干和保护盆腔脏器的重要器官,同时是胎儿阴道娩出时必经的骨性产道,其大小、形状对分娩有直接影响。通常女性骨盆较男性骨盆宽而浅,有利于胎儿娩出。

(一)骨盆的组成

1. 骨骼

骨盆由左右两块髋骨、骶骨及尾骨组成。髋骨由髂骨、坐骨及耻骨融合而成;骶骨由5~6块骶椎融合而成,呈楔形,其上缘明显向前突出,称为骶岬,是妇科腹腔镜手术的重要标志之一,也是产科骨盆内测量对角径的重要据点;尾骨由4~5块尾椎合成。

2. 关节

骨盆的关节包括耻骨联合、骶髂关节和骶尾关节。两耻骨之间有纤维软骨,形成耻骨联合,位于骨盆的前方,妊娠期受女性激素影响变松动,分娩过程中可出现轻度分离,有利于胎儿娩出。骶髂关节位于骶骨和髂骨之间,在骨盆后方。骶尾关节为骶骨与尾骨的联合处,有一定活动度,分娩时尾骨后移可加大出口前后径。

3. 韧带

骨盆的韧带包括骶、尾骨与坐骨结节之间的骶结节韧带，以及骶、尾骨与坐骨棘之间的骶棘韧带。骶棘韧带宽度即坐骨切迹宽度，是判断中骨盆是否狭窄的重要指标。妊娠期受性激素影响，韧带松弛，有利于分娩。

（二）骨盆的分界

以耻骨联合上缘、髂耻缘及骶岬上缘的连线为界，将骨盆分为假骨盆和真骨盆。

1. 假骨盆

假骨盆又称为大骨盆，位于骨盆分界线之上，为腹腔的一部分，其前方为腹壁下部，两侧为髂骨翼，后方为第 5 腰椎。假骨盆与产道无直接关系，但其某些径线的长短可作为了解真骨盆大小的参考。

2. 真骨盆

真骨盆又称为小骨盆，位于骨盆分界线之下，是胎儿娩出的骨产道。骨盆入口与骨盆出口之间为骨盆腔，呈前浅后深的形态，其中轴为骨盆轴，分娩时胎儿沿此轴娩出。骨盆腔的后壁是骶骨与尾骨，两侧为坐骨、坐骨棘、骶棘韧带，前壁为耻骨联合及耻骨支。坐骨棘位于真骨盆中部，可经肛诊或阴道诊触及，是分娩过程中衡量胎先露部下降程度的重要标志。耻骨两降支的前部相连构成耻骨弓。

（三）骨盆的类型

1. 女型

骨盆入口呈横椭圆形，入口横径较前后径稍长，耻骨弓较宽，坐骨棘间径 ≥ 10 cm。最常见，为女性正常骨盆，在我国妇女中占 52.0% ~ 58.9%。

2. 扁平型

骨盆入口呈扁椭圆形，入口横径大于前后径。耻骨弓宽，骶骨失去正常弯度，变直向后翘或深弧形，故骶骨短而骨盆浅。在我国妇女中较常见，占 23.2% ~ 29.0%。

3. 类人猿型

骨盆入口呈长椭圆形，入口前后径大于横径。骨盆两侧壁稍内聚，坐骨棘较突出，坐骨切迹较宽，耻骨弓较窄，骶骨向后倾斜，故骨盆前部较窄而后部较宽。骨盆的骶骨往往有 6 节，较其他类型骨盆深。在我国妇女中占 14.2% ~ 18.0%。

4. 男型

骨盆入口略呈三角形，两侧壁内聚，坐骨棘突出，耻骨弓较窄，坐骨切迹窄呈高弓形，骶骨较直而前倾，致出口后矢状径较短。因男型骨盆腔呈漏斗形，往往造成难产。此类骨盆少见，在我国妇女中仅占 1.0% ~ 3.7%。

上述 4 种基本类型只是理论上的归类，临床所见多是混合型骨盆。骨盆的形态、大小除有种族差异外，其生长发育还受遗传、营养与性激素等的影响。

二、骨盆底

骨盆底由多层肌肉和筋膜组成，起封闭骨盆出口、承托盆腔脏器并使其处于正常位置等作用。若骨盆底结构和功能发生异常，可导致盆腔脏器脱垂或引起功能障碍；分娩可以不同程度地损伤骨盆底或影响其功能。骨盆底前方为耻骨联合和耻骨弓，后方为尾骨尖，两侧为耻骨降支、坐骨升支及坐骨结节。两侧坐骨结节前缘的连线将骨盆底分为前、后两部。前部为尿生殖三角，又称为尿生殖区，向后下倾斜，有尿道和阴道通过；后部为肛门三角，又称为肛区，向前下倾斜，有肛管通过。骨盆底由外向内可分为 3 层。

（一）外层

外层位于外生殖器、会阴皮肤及皮下组织的下面，由会阴浅筋膜及其深面的 3 对肌肉及一括约肌组成。此层肌肉的肌腱汇合于阴道外口与肛门之间，形成中心腱。

1. 球海绵体肌

球海绵体肌位于阴道两侧，覆盖前庭球及前庭大腺，向前经阴道两侧附于阴蒂海绵体根部，向后与肛门外括约肌交叉混合。此肌收缩时能紧缩阴道，故又称阴道括约肌。

2. 坐骨海绵体肌

坐骨海绵体肌始于坐骨结节内侧，沿坐骨升支及耻骨降支前行，向上止于阴蒂海绵体（阴蒂脚处）。

3. 会阴浅横肌

会阴浅横肌自两侧坐骨结节内侧面中线汇合于中心腱。

4. 肛门外括约肌

肛门外括约肌为围绕肛门的环形肌束，前端汇合于中心腱。

（二）中层

中层为泌尿生殖膈，由上、下两层坚韧的筋膜及其间的一对会阴深横肌及尿道括约肌组成，覆盖于由耻骨弓与两坐骨结节所形成的骨盆出口前部三角形平面的尿生殖膈上，又称为三角韧带，其中有尿道与阴道穿过。

1. 会阴深横肌

会阴深横肌自坐骨结节的内侧面伸展至中心腱处。

2. 尿道括约肌

尿道括约肌环绕尿道，可控制排尿。

（三）内层

内层即盆膈，是骨盆底最坚韧的一层，由肛提肌及其内、外面各覆一层的筋膜所组成。自前向后依次有尿道、阴道和直肠穿过。

肛提肌是位于骨盆底的成对扁阔肌，向下、向内合成漏斗形，肛提肌构成骨盆底的大部分。每侧肛提肌自前内向后外由 3 个部分组成：①耻尾肌。耻尾肌为肛提肌的主要部分，肌纤维起自耻骨降支内侧，绕过阴道、直肠，向后止于尾骨，其中有小部分肌纤维止于阴道及直肠周围，分娩过程中耻尾肌容易受损伤而致产后出现膀胱、直肠膨出。②髂尾肌。髂尾肌起自腱弓（即闭孔内肌表浅筋脉的增厚部分）后部，向中间及向后走行，与耻尾肌汇合，绕肛门两侧，止于尾骨。③坐尾肌。坐尾肌起自两侧坐骨棘，止于尾骨与骶骨。在骨盆底肌肉中，肛提肌起最重要的支持作用，又因肌纤维在阴道和直肠周围交织，有加强肛门和阴道括约肌的作用。

骨盆腔从垂直方向可分为前、中、后 3 个部分，当骨盆底组织支持作用减弱时，容易发生相应部位器官松弛、脱垂或功能缺陷。在前骨盆腔，可发生膀胱和阴道前壁膨出；在中骨盆腔，可发生子宫和阴道穹隆脱垂；在后骨盆腔，可发生直肠和阴道后壁膨出。

会阴有广义和狭义之分。广义的会阴是指封闭骨盆出口的所有软组织，前起自耻骨联合下缘，后至尾骨尖，两侧为耻骨降支、坐骨升支、坐骨结节和骶结节韧带。狭义的会阴是指阴道口与肛门之间的楔形软组织，厚 3 ~ 4 cm，又称为会阴体，由表及里为皮肤、皮下脂肪、筋膜、部分肛提肌和会阴中心腱。会阴中心腱由部分肛提肌及其筋膜和会阴浅横肌、会阴深横肌、球海绵体肌及肛门外括约肌的肌腱共同交织而成。妊娠后期会阴组织变软，有利于分娩。分娩时要保护此区，以免造成会阴裂伤。

第二章　女性生殖系统生理

第一节　女性一生各时期的生理特点

女性从胎儿形成到衰老是生理上渐进发展的过程，也是其下丘脑－垂体－卵巢轴功能发育、成熟和衰退的过程。根据其生理特点可将此过程分为 7 个阶段，每一阶段可因遗传、环境、营养等因素的影响而呈现个体差异。

一、胎儿期

从卵子受精至分娩前称为胎儿期。受精卵是由父系和母系来源的 23 对（46 条）染色体组成的新个体，其中有性染色体 1 对，X 与 Y 染色体决定着胎儿的性别，即 XX 合子发育为女性，XY 合子发育为男性。胚胎 6 周后原始性腺开始分化，至胚胎 8 ～ 10 周性腺组织出现卵巢的结构。卵巢形成后，因无雄激素、无副中肾管抑制因子，所以中肾管退化，两条副中肾管发育成为女性生殖道。

二、新生儿期

出生后 4 周内称为新生儿期。女性胎儿由于在母体内受到胎盘及母体卵巢所产生的女性激素的影响，出生时外阴较丰满，乳房略隆起，或出现少许泌乳。出生后离开母体环境，血液中的女性激素水平迅速下降，可见少量阴道流血。上述症状短期内可以自然消退。

三、儿童期

出生后 4 周到 12 岁左右称为儿童期。儿童期又可分为儿童早期和儿童后期，8 岁之前为儿童早期，是身体的发育初期，生殖器官为幼稚型；约从 8 岁开始进入儿童后期，此期第二性征开始发育，初显女性特征。儿童早期，下丘脑－垂体－卵巢轴的功能处在抑制状态，此期卵泡发育到窦前期即萎缩、退化，卵泡无雌激素分泌，生殖器官为幼稚型，阴道狭长，上皮薄，无皱襞，细胞内缺乏糖原，阴道酸碱度低，抗感染力较弱，容易发生炎症。儿童早期子宫、输卵管及卵巢位于腹腔内，子宫小，子宫颈较长（约占子宫全长的 2/3），子宫肌层也较薄；输卵管细而弯曲；卵巢呈窄长形。在儿童后期，下丘脑促性腺激素释放激素（GnRH）抑制状态解除，卵巢内的卵泡受垂体促性腺激素的影响有一定发育并分泌性激素，但仍达不到成熟阶段。卵巢形态逐步转变，呈扁卵圆形，子宫、输卵管及卵巢逐渐向骨盆腔内下降，皮下脂肪在胸、髋、肩部及耻骨前面堆积，乳房开始发育，出现女性特征。

四、青春期

青春期是儿童到成人的转变期，是生殖器、内分泌、体格逐渐发育至成熟的阶段。世界卫生组织（WHO）将青春期规定为 10 ~ 19 岁。这一时期女性的生理特点主要表现如下。

（一）体格发育

青春期的女性身体迅速发育，在形态发育的同时其各器官的生理功能也发生变化，逐渐发育成熟。

（二）生殖器官发育

在青春期，由于促性腺激素的作用，女性的卵巢增大，皮质内有不同发育阶段的卵泡，致使卵巢表面稍呈凹凸不平。卵泡开始发育和分泌雌激素，内、外生殖器从幼稚型变为成人型。阴阜隆起，大、小阴唇变肥厚并有色素沉着；阴道长度及宽度增加，阴道黏膜变厚并出现皱襞；子宫增大，尤其宫体明显增大，使宫体占子宫全长的 2/3；输卵管变粗，弯曲度减小。此时的女性虽已初步具有生育能力，但整个生殖系统的功能尚未完善。

（三）第二性征

青春期的女性音调变高，乳房丰满而隆起，出现阴毛及腋毛；骨盆横径发育大于前后径，胸、肩部皮下脂肪增多，表现出女性特有的体态。

（四）月经初潮

女性第一次月经来潮称为月经初潮，为青春期的重要标志。月经来潮说明卵巢产生了足够的雌激素使子宫内膜增殖，当雌激素达到较高水平后又明显波动时，引起子宫内膜脱落而出现月经。由于此时神经中枢对雌激素的正反馈机制尚未成熟，即使卵泡发育成熟也不能排卵，因此月经周期往往不规律，经 5 ~ 7 年建立周期性排卵后，月经周期才会逐渐形成规律。

五、性成熟期

性成熟期亦称为生育期，是女性卵巢生殖机能与内分泌机能最旺盛的时期，一般自 18 岁开始，历时 30 年左右。此期妇女性功能旺盛，卵巢功能成熟并分泌性激素，已建立规律的周期性排卵。生殖器官各部及乳房在卵巢分泌的性激素的作用下呈周期性演变。

六、绝经过渡期

从开始出现绝经趋势直至最后一次月经的时期称为绝经过渡期，一般始于 40 岁，历时短则 1 ~ 2 年，长则 10 ~ 20 年。妇女一生中最后一次月经停止 1 年以上称为绝经。WHO 将卵巢功能开始衰退直至绝经后 1 年内的时期称为"围绝经期"。此期卵巢功能逐渐衰退，卵泡数目明显减少，卵泡发育不全，以致月经不规律，常为无排卵性月经。在围绝经期，女性雌激素水平降低，自主神经功能失调，出现血管舒缩障碍和神经精神症状，表现为潮热、出汗、情绪不稳定、抑郁或烦躁、失眠等，称为绝经综合征。最终，卵巢内卵泡自然耗竭或剩余的卵泡对垂体促性腺激素丧失反应，卵巢功能衰竭，月经永久性停止，即进入绝经后阶段。

七、绝经后期

绝经后期指绝经后的生命时期。其早期虽然卵巢停止分泌雌激素，但卵巢间质仍可分泌少量雄激素，后者在外周转化为雌酮，是循环中的主要雌激素。一般60岁以后女性机体逐渐老化进入老年期。此期女性的卵巢功能完全衰竭，雌激素水平低落，女性第二性征及生殖器官进一步萎缩老化，骨代谢异常引起骨质疏松，故此期女性容易发生骨折。

第二节 卵巢的功能及周期性变化

卵巢是由具有不同生物学功能的多种成分所构成的组织，是女性的生殖腺。在下丘脑-垂体周期性分泌的促性腺激素的调节下，卵巢的各成分间互相高度协调发挥作用，分泌类固醇激素及肽类物质，产生并排出卵子。

一、卵巢的功能

卵巢具有产生卵子并排卵的生殖功能和产生女性激素的内分泌功能。

二、卵巢的周期性变化

从青春期开始到绝经前，卵巢在形态和功能上发生周期性变化，称卵巢周期，其主要变化如下。

（一）卵泡的发育和成熟

卵泡的发育从胚胎时期已经开始，胚胎第5个月时双侧卵巢约有700万个原始卵泡，以后逐渐减少，新生儿时期体内的卵泡有70万～200万个，青春期体内的卵泡约有4万个，40～50岁体内的卵泡时仅剩几百个。青春期以后，在垂体分泌的卵泡刺激素（FSH）和黄体生成素（LH）的作用下，在每个月经周期（约28 d），卵巢内有3～11个卵泡生长发育，但通常只有1个卵泡发育成熟并排卵。一般左右卵巢交替排卵。女性一生排卵400～500个，其余卵泡均在不同发育阶段退化为闭锁卵泡。

卵泡由一个卵母细胞和周围的多个卵泡细胞组成。卵泡发育是一个连续的生长过程，其结构发生一系列的变化，可分为原始卵泡、初级卵泡、次级卵泡和成熟卵泡4个阶段。

（1）原始卵泡：原始卵泡位于皮质浅层，体积小，数量多，由一个初级卵母细胞和周围一层扁平的卵泡细胞组成。初级卵母细胞呈圆形，较大，直径 30～40 μm，胞质嗜酸性，核大而圆，呈空泡状，染色质稀疏，核仁大而明显。电镜下观察可见核孔明显，胞质内含大量线粒体、板层状排列的滑面内质网和高尔基复合体等。初级卵母细胞是在胚胎时期由卵原细胞分裂分化而成，随后进行第一次减数分裂，并长期（12～50 年）停滞于分裂前期，直至排卵前才完成第一次减数分裂。卵泡细胞扁平，较小，与周围结缔组织间有薄层基膜。卵泡细胞和卵母细胞间有许多缝隙连接，它对卵母细胞具有支持和营养作用。

（2）初级卵泡：由原始卵泡发育而成。主要变化是：①初级卵母细胞体积增大，核变大，胞质内粗面内质网、高尔基复合体、游离核糖体等细胞器增多。②卵泡细胞增生，由扁平变为立方或柱状，由单层变为多层（5～6 层）。③最内层的卵泡细胞为柱状，呈放射状排列，称为放射冠。④在初级卵母细胞和卵泡细胞之间出现一层富含糖蛋白的嗜酸性膜，称为透明带，它是由初级卵母细胞和卵泡细胞共同分泌而成。电镜下可见初级卵母细胞的微绒毛和卵泡细胞的突起伸入透明带内，甚至卵泡细胞的长突起可穿越透明带伸入卵母细胞内，二者间有许多缝隙连接。这些结构有利于卵泡细胞将营养物质和与卵母细胞发育有关的信息分子输送给卵母细胞。此外，在受精过程中，透明带对精子与卵细胞的特异性识别和结合具有重要意义。⑤随着初级卵泡的体积增大，卵泡周围结缔组织内的基质细胞增殖分化，逐渐密集，开始形成卵泡膜，它与卵泡细胞之间隔以基膜。

（3）次级卵泡：由初级卵泡继续发育而成，卵泡体积更大。主要变化是：①初级卵母细胞继续发育。②卵泡细胞增为 6～12 层。③卵泡细胞间出现一些不规则腔隙，并逐渐融合成一个半月形的卵泡腔，腔内充满卵泡液。卵泡液由卵泡膜血管渗出液和卵泡细胞的分泌物组成，内含营养成分、雌激素和多种生物活性物质，与卵泡发育有关。④随着卵泡液的增多和卵泡腔的扩大，初级卵母细胞、透明带、放射冠和部分卵泡细胞突向卵泡腔，形成卵丘。⑤卵泡腔周围的数层卵泡细胞密集排列，形成卵泡壁，称为颗粒层，卵泡细胞又称为颗粒细胞。⑥卵泡膜分化为内、外两层，外层主要由环行排列的胶原纤维和平滑肌纤维组成，内层含有多边形或梭形的膜细胞以及丰富的毛细血管。膜细胞具有分泌类固醇激素细胞的结构特征，它合成的雄激素透过基膜进入颗粒细胞，在芳香化酶的作用下转变为雌激素。雌激素主要是由膜细胞和颗粒细胞协同合成的。合成的雌激素少部分会进入卵泡腔，大部分会释放入血，调节子宫内膜等靶器官的生理活动。

（4）成熟卵泡：成熟卵泡是卵泡发育的最后阶段，成熟卵泡体积很大，直径可达 2 cm，并突向卵巢表面。主要变化是：①卵泡腔很大。②颗粒细胞停止增殖，颗粒层变薄，仅 2～3 层颗粒细胞。③初级卵母细胞的直径可为 125～150 μm。在排卵前 36～48 h，初级卵母细胞恢复并完成第一次减数分裂，产生一个次级卵母细胞和一个第一极体，第一极体位于次级卵母细胞和透明带之间的卵周隙内。次级卵母细胞随即进入第二次减数分裂，并停滞于分裂中期。

研究表明，卵泡的发育速度较慢，一个原始卵泡发育至成熟排卵，并非在一个月经周期内完成，而是经过几个月经周期才能完成。每个月经周期，卵巢内虽有若干不同发育阶段的卵泡，但其中只有一个卵泡发育至一定大小，并在垂体促性腺激素的作用下，在增生期内迅速生长成熟并排卵。

（二）排卵

成熟卵泡破裂，次级卵母细胞、透明带、放射冠随卵泡液从卵巢排出的过程，称为排卵。排卵时间在下次月经前的第 14 日左右。在排卵前，垂体释放的 LH 骤增，使卵泡发生一系列变化。卵泡液剧增，突向卵巢表面的卵泡壁、白膜和表面上皮均变薄缺血，形成半透明的卵泡小斑。卵丘与卵泡壁分离，漂浮在卵泡液中。小斑处的结缔组织被胶原酶和透明质酸酶分解，卵泡膜外层的平滑肌收缩，导致小斑破裂。次级卵母细胞及其外周的透明带、放射冠随卵泡液从卵巢排出，经腹膜腔进入输卵管。若次级卵母细胞于排卵后 24 h 内未受精，即退化消失；若受精，则继续完成第二次减数分裂，形成一个成熟的卵细胞和一个第二极体。排卵是体内多种激素协同作用的结果。成熟卵泡产生的雌激素在循环中达到下丘脑起正反馈调节作用的峰值，促使 GnRH 大量释放，继而引起垂体释放促性腺激素，出现 LH/FSH 排卵峰。在 LH 排卵峰作用下排卵前卵泡黄素化，其颗粒细胞产生少量黄体酮，对雌二醇（E_2）的中枢正反馈作用具有协同作用。LH 排卵峰解除了初级卵母细胞减数分裂遏制，使之完成第一次减数分裂并排出第一极体；此时初级卵母细胞转变为次级卵母细胞，此过程称为卵母细胞的成熟。

卵泡壁胶原的分解是 LH/FSH 排卵峰和黄体酮协同作用的结果。黄体酮可增加卵泡壁的膨胀性，排卵前卵泡液增加时并不伴有卵泡内压力改变，仅有卵泡壁的变薄和伸展；在 LH/FSH 排卵峰和黄体酮的联合作用下激活蛋白水解酶的活性，使卵泡壁隆起的尖端部分胶原消化形成小孔，称为排卵孔。卵泡液中的前列腺素显著增加，排卵时达高峰，前列腺素可促使卵巢内平滑肌收缩以帮助排卵。

（三）黄体形成与退化

成熟卵泡排出卵子后，残余的卵泡壁塌陷，在 LH 排卵峰的作用下，卵泡颗粒细胞和卵泡内膜细胞进一步黄素化，黄体细胞的直径由原来的 12 ~ 14 μm 增大为 35 ~ 50 μm，排卵后 7 ~ 8 d（相当于月经周期第 22 日左右）黄体体积和功能达到高峰，直径为 1 ~ 2 cm，外观呈黄色，血管丰富。颗粒细胞分化为颗粒黄体细胞，数量多，体积大，染色浅，位于黄体中央，分泌孕激素。膜细胞分化为膜黄体细胞，数量少，体积小，染色较深，位于黄体周边，与颗粒黄体细胞协同分泌雌激素。这两种细胞均具有分泌类固醇激素细胞的结构特征。

若排出的卵子受精，则黄体在胚胎滋养细胞分泌的人绒毛膜促性腺激素（hCG）作用下增大，转变为妊娠黄体，至妊娠 3 个月末退化。若卵子未受精，黄体在排卵后 9 ~ 10 d 开始退化,细胞逐渐萎缩变小,周围的结缔组织及成纤维细胞侵入黄体,组织逐渐纤维化,形成白体。排卵日至月经来潮第 1 日称为黄体期。黄体衰退后月经来潮,卵巢中又出现新的卵泡发育,重复新的周期。

(四)卵泡闭锁

在性成熟期,除妊娠及哺乳期外,卵巢不断地反复上述周期变化。在女性一生中,仅有 400 个左右的原始卵泡发育到排卵,其余绝大多数卵泡均在发育过程中退化,成为闭锁卵泡。闭锁卵泡的组织学特性为卵母细胞退化坏死,被吞噬细胞清除,颗粒细胞层分解,细胞脂肪变性,卵泡塌陷最后纤维化。原始卵泡退化时,卵母细胞首先出现核固缩,细胞形态不规则,卵泡细胞变小且分散,两种细胞随后均自溶消失。初级卵泡和早期次级卵泡的退化与原始卵泡类似,但退化的卵泡内可见残留的透明带,卵泡腔内可见中性粒细胞和巨噬细胞。晚期次级卵泡的闭锁比较特殊,卵泡壁塌陷,卵泡膜的血管和结缔组织伸入颗粒层及卵丘,膜细胞增大,形成多边形的上皮样细胞,胞质内充满脂滴,形似黄体细胞,并被结缔组织和血管分隔成散在的细胞团索,称为间质腺,可分泌雌激素。人的间质腺不发达,兔和猫等动物的间质腺较多。最后,间质腺也退化,被结缔组织取代。有关卵泡闭锁的机制迄今尚无一致看法。

三、卵巢分泌的甾体激素

在垂体促性腺激素的影响下,卵巢主要合成并分泌雌激素和孕激素,及少量雄激素等甾体激素。卵泡期的卵泡内膜细胞为合成雌激素和雄激素的主要场所,其酶系统能将部分雄激素转化为雌激素。在黄体期,上述细胞的性激素合成更为活跃,卵泡膜黄体细胞主要产生雌激素,也分泌孕激素;黄体细胞的 LH 受体量大为增加,主要分泌孕激素。除卵巢外,胎盘可产生大量雌激素与孕激素,肾上腺皮质及睾丸也能产生极少量雌激素与孕激素。卵泡外膜细胞和卵巢间质细胞也能合成极少量的雄激素。

(一)雌激素

卵泡开始发育时,雌激素的分泌量较少,至月经第 7 日分泌量迅速增加,于排卵前达高峰;排卵后由于卵泡液中的雌激素释放至腹腔中,循环中的雌激素水平暂时下降,排卵后 1 ~ 2 d,黄体形成并分泌雌激素,此时循环中的雌激素水平第二次达高峰,但此阶段的高峰均值低于第一峰。此后,黄体萎缩,雌激素水平急剧下降,在月经期达最低水平。

卵泡期开始时,血液中的雌激素与孕激素浓度均处于低水平,对垂体 FSH 与 LH 的反馈抑制作用较弱,血液中的 FSH 表现为逐渐增高的趋势,1 ~ 2 d 后 LH 也有所增加。近来有研究发现,卵泡液中存在一种促进 FSH 分泌的蛋白质,称为 FSH 释放蛋白,可能对 FSH 的增加起到一定的作用。生长发育的卵泡颗粒细胞上,除 FSH

受体增多外，还出现胰岛素样生长因子（IGF）、表皮生长因子（EGF）及转化生长因子（TGF）等与细胞增殖有关的因子的受体。在 FSH 与各生长因子的作用下，颗粒细胞明显发育与分化，并产生芳香化酶，可将内膜细胞产生并弥散转动至颗粒细胞内的雄激素，主要是雄烯二酮，转变为雌激素。增长的 LH 则与内膜细胞上的 LH 受体结合，使胆固醇转变为雄激素。内膜细胞产生雄激素，而颗粒细胞将雄激素转变为雌激素，此称为雌激素分泌的"双重细胞学说"。

（二）孕激素

卵泡在卵泡期不分泌黄体酮，排卵前成熟卵泡的颗粒细胞在 LH 排卵峰的作用下黄素化，开始分泌少量黄体酮，排卵后黄体分泌黄体酮逐渐增加，至排卵后 7～8 d 黄体成熟时，分泌量达高峰，以后逐渐下降，至月经来潮时降到最低。

（三）雄激素

女性体内的雄激素主要由肾上腺皮质分泌，少量来自卵巢，由卵泡膜和卵巢间质合成。月经周期中排卵前循环中雄激素升高，可促进非优势卵泡闭锁和提高性欲。

四、卵巢分泌的多肽激素、细胞因子及生长因子

（一）多肽激素

多肽激素（抑制素、激活素、卵泡抑制素）既来源于卵巢，也产生于垂体等部位。这些多肽激素一方面分泌到卵巢静脉进入血液循环，对垂体 FSH 的合成和分泌产生反馈作用；另一方面在卵巢局部通过自分泌和（或）旁分泌调节卵泡膜细胞对促性腺激素的反应，发挥对生殖过程的调节作用。

（二）细胞因子和生长因子

表皮生长因子、转化生长因子、成纤维细胞生长因子、血小板衍生生长因子、血管内皮生长因子、白细胞介素－Ⅰ、肿瘤坏死因子-α 等细胞因子和生长因子通过自分泌和（或）旁分泌的形式参与卵泡生长发育的调节。

第三节　子宫内膜及生殖器其他部位的周期性变化

一、子宫内膜的周期性变化

卵巢的周期性变化会使女性生殖器发生一系列周期性变化，尤以子宫内膜的周期性变化最显著。子宫内膜在结构上分为基底层和功能层，基底层为靠近子宫肌层的 1/3 内膜，此层不受月经周期中激素变化的影响，在月经期不发生脱落。功能层靠近宫腔，受卵巢激素的影响呈周期性变化，此层在月经期会坏死脱落。正常一个月经周期（以 28 d 为例）内，子宫内膜组织形态的周期性改变可分为以下 3 期。

（一）月经期

月经期为月经周期的第 1 ~ 4 日。此期雌、孕激素水平骤然下降，前列腺素能刺激子宫肌收缩而引起内膜功能层的螺旋小动脉持续痉挛，内膜血流减少。受损缺血的坏死组织面积逐渐扩大，组织变性、坏死，血管壁通透性增加，使血管破裂导致内膜底部血肿形成，促使组织坏死剥脱。变性、坏死的内膜与血液相混而排出，表现为月经来潮。

（二）增殖期

增殖期为月经周期的第 5 ~ 14 日，与卵巢周期中的卵泡期相对应。在雌激素作用下，子宫内膜上皮、腺体、间质及血管呈增殖状态，内膜逐渐生长变厚。增殖期又可以分为早、中、晚期 3 期。

1. 增殖早期

增殖早期在月经周期的第 5 ~ 7 日。内膜的增生与修复在月经期即已开始。此期内膜较薄，仅 1 ~ 2 mm；腺体短、直、细且稀疏，腺上皮细胞呈立方形或低柱状，间质较致密，间质细胞呈星形，间质中的小动脉较直，其壁薄。

2. 增殖中期

增殖中期在月经周期的第 8 ~ 10 日。此期特征是间质水肿明显；内膜腺体数增多、伸长，呈弯曲形；腺上皮细胞表现增生活跃，细胞呈柱状，且有分裂象。

3. 增殖晚期

增殖晚期在月经周期的第 11 ~ 14 日。此期内膜增厚，为 3 ~ 5 mm，表面高低不平，略呈波浪形。腺上皮细胞呈高柱状，腺上皮仍继续生长，核分裂象增多，腺体更长，形成弯曲状。间质细胞呈星状，并相互结合成网状；组织内水肿明显，小动脉略呈弯曲状，管腔增大。

（三）分泌期

分泌期为月经周期的第 15 ~ 28 日，与卵巢周期中的黄体期相对应。排卵后，卵巢内形成黄体，分泌雌激素与孕激素，使子宫内膜在增殖期的基础上继续增厚，间质疏松、水肿，腺体增大，出现分泌现象。分泌期也可分为早、中、晚期 3 期。

1. 分泌早期

分泌早期在月经周期的第 15 ~ 19 日。此期内膜腺体更长，屈曲更明显。腺上皮细胞的核下开始出现含糖原的核下空泡，间质水肿，螺旋小动脉继续增生、弯曲。

2. 分泌中期

分泌中期在月经周期的第 20 ~ 23 日。内膜较前更厚，并呈锯齿状。腺体内的分泌上皮细胞顶端胞膜破裂，细胞内的糖原溢入腺体，称为顶浆分泌。此期间质更加水肿、疏松，螺旋小动脉进一步增生、卷曲。

3. 分泌晚期

分泌晚期在月经周期的第 24 ~ 28 日。此期为月经来潮前期，即月经前期。子宫内膜厚达 10 mm 并呈海绵状。内膜腺体开口面向宫腔，有糖原等分泌物溢出，间质更疏松、水肿，表面上皮细胞下的间质分化为肥大的蜕膜样细胞。此期螺旋小动脉迅速增长，超出内膜厚度，也更弯曲，血管管腔也扩张。

二、生殖器其他部位的周期性变化

（一）阴道黏膜的周期性变化

在月经周期中，阴道黏膜呈现周期性改变，在阴道上段表现最明显。排卵前，阴道上皮在雌激素的作用下，底层细胞增生，逐渐演变为中层与表层细胞，使阴道上皮增厚，表层细胞出现角化，在排卵期最为明显。细胞内富含糖原，糖原经寄生在阴道内的阴道杆菌分解而形成乳酸，使阴道内保持一定酸度，可以防止致病菌的繁殖。排卵后在孕激素的作用下，表层细胞脱落，因此临床上常借助阴道脱落细胞的变化，了解体内雌激素水平变化和有无排卵。

（二）宫颈黏液的周期性变化

在卵巢性激素的影响下，宫颈腺细胞分泌黏液，其物理、化学性质及其分泌量均有明显的周期性改变。月经来潮过后，体内雌激素水平降低，宫颈管分泌的黏液量很少。雌激素可刺激分泌细胞的分泌功能，随着雌激素水平不断提高，至排卵期黏液分泌量增加，黏液稀薄、透明，拉丝度可达 10 cm，甚至更长。若将黏液作涂片检查，干燥后可见羊齿植物叶状结晶，这种结晶在月经周期第 6 ~ 7 日开始出现，到排卵期结晶形状最为清晰而典型。排卵后受孕激素影响，黏液分泌量逐渐减少，质地变黏稠而浑浊，拉丝度差，易断裂。涂片检查时结晶逐步模糊，直至月经周期第 22 日左右完全消失，出现排列成行的椭圆体。临床上根据宫颈黏液检查，可了解卵巢功能状态。

宫颈黏液为含有糖蛋白、血浆蛋白、氯化钠和水分的水凝胶。宫颈黏液中的氯化钠含量在月经前后，仅占黏液干重的 2% ~ 20%，而在排卵期则为黏液干重的 40% ~ 70%。由于黏液是等渗的，氯化钠比例的增加势必导致水分亦相应增加，因此排卵期的宫颈黏液稀薄而量多。宫颈黏液中的糖蛋白排列成网状，近排卵期时，在雌激素影响下网眼变大，可见排卵期宫颈黏液最适宜精子通过。雌、孕激素的作用使宫颈在月经周期中对精子穿透发挥着生物阀作用。

（三）输卵管的周期性变化

输卵管的周期性变化包括形态和功能两方面。在雌激素的作用下，输卵管黏膜上皮纤毛细胞生长，体积增大；非纤毛细胞分泌增加，为卵子提供运输和种植前的营养物质；雌激素还促进输卵管发育及输卵管肌层的节律性收缩振幅。孕激素能抑制输卵管的节律性收缩振幅，抑制输卵管黏膜上皮纤毛细胞的生长，降低分泌细胞分泌黏液的功能。雌、孕激素的协同作用，保证着受精卵在输卵管内的正常运行。

（四）乳房的周期性变化

雌激素促进乳腺管增生，而孕激素则促进乳腺小叶及腺泡生长。

第四节　月经周期的调节

月经周期的调节主要涉及下丘脑、垂体和卵巢，三者之间相互调节、相互影响，形成一个完整而协调的神经内分泌系统，称为下丘脑－垂体－卵巢轴（HPOA）。除下丘脑、垂体和卵巢激素之间的相互调节外，抑制素－激活素－卵泡抑制素系统也参与对月经周期的调节。此外，HPOA 的神经内分泌活动还受到高级中枢的影响。

GnRH 为下丘脑调节月经的主要激素，其生理功能是调节垂体促性腺激素的合成和分泌。下丘脑弓状核内的神经内分泌细胞可分泌 GnRH，使腺垂体远侧部分泌 FSH 和 LH。FSH 可促进卵泡的发育和成熟，并分泌大量雌激素，雌激素可使子宫内膜由月经期转入增殖期。约在排卵前 2 日，血液内雌激素含量达到高峰，高水平的雌激素和 GnRH 可促使垂体分泌大量 LH，出现排卵前 LH 释放高峰；同时，血液内 FSH 也增高，但峰值比 LH 低。雌激素可增强促性腺激素细胞对 GnRH 的反应性，并促使其合成的激素大量释放，排卵常发生在 LH 高峰后 24 h 左右。排卵后，卵泡壁在 LH 的作用下形成黄体，分泌大量孕激素和少量雌激素，子宫内膜进入分泌期。当血中的孕激素增加到一定浓度时，可反馈作用于下丘脑和垂体，抑制 LH 的释放。当黄体缺乏 LH 的支持作用时，即逐渐退化，雌、孕激素水平下降，子宫内膜进入月经期。血液中雌、孕激素的减少，又反馈性地促使下丘脑和垂体释放 FSH，卵泡又开始生长发育。上述变化周而复始。

除此之外，其他内分泌腺功能对月经周期也有一定的影响，如甲状腺、肾上腺及胰腺等功能异常亦可导致月经失调。

第三章　妇产科常用检查

第一节　影像检查

现代科技的飞速发展给传统的影像学注入巨大活力，超声检查以其对人体损伤小、可重复、实时、诊断准确而被广泛应用于妇产科领域。其他如 X 线摄影、计算机体层成像（CT）、磁共振成像（MRI）、正电子发射体层显像（PET）等也是妇产科领域的重要影像学检查方法。本节主要介绍超声检查和 X 线检查。

一、超声检查

超声是妇产科疾病诊断常用的影像学检查，也是产科最常用、无创、可重复的影像学检查方法。

（一）常用超声检查方法

1.B 型超声检查

B 型超声检查是应用二维超声诊断仪，在荧光屏上以强弱不等的光点、光团、光带或光环，显示探头所在部位脏器或病灶的断面形态及其与周围组织器官的关系，并可行实时动态观察和照相的检查手段。经阴道 B 型超声检查分辨率高，尤其对急诊、肥胖患者或盆腔深部器官的观察，其效果更佳，而对超出盆腔的肿物及无性生活史者，应选用经腹部 B 型超声检查。

2. 彩色多普勒超声检查

彩色多普勒超声是利用多普勒效应，提取二维切面内所有差频回声，以彩色方式显示，并叠加在相匹配的二维声像图片上的一种面积显像技术，常被用于观察血流的起始点、流经路径和血流分布。在妇产科领域，用于评估血管收缩期和舒张期血流状态的常用 3 个参数为阻力指数（RI）、搏动指数（PI）和收缩期/舒张期（S/D）比值。彩色超声探头也包括腹部和阴道探头。患者受检前的准备以及体位与超声检查相同。

3. 三维超声成像

三维超声成像可显示出超声的立体图像。构成立体图像的方法很多，目前常用的方法为在二维图像的基础上利用计算机进行三维重建，即用探头对脏器进行各种轴向的扫描，将二维图像加以存储然后由计算机合成立体图像，有静态三维超声和动态三维超声两种。静态三维影像以空间分辨力为主，动态三维影像以时间分辨力为主，目前尚未达到实时三维图像水平。三维超声在用于胎儿畸形和妇科疾病，尤其妇科肿瘤的诊断方面具有独特优势。

（二）超声检查途径

1. 经腹壁超声检查

经腹壁超声检查常选用弧阵探头和线阵探头，用于妇科疾病诊断的超声波频率范围常为 3.0 M ~ 3.5 MHz，产科常用频率为 3.0 M ~ 6.0 MHz。检查前嘱被检查者适度充盈膀胱，形成良好的"透声窗"，以便于观察盆腔内脏器和病变。探测时嘱被检查者取仰卧位，暴露下腹部，在检查区皮肤涂耦合剂。检查者手持探头以均匀适度的压力滑行探测观察，并根据需要做纵断、横断和斜断等多断层面探查。

2. 经阴道（或直肠）超声检查

经阴道（或直肠）超声检查常选用高频探头，用于妇科疾病诊断的超声波频率范围常为 5.0 M ~ 9.0 MHz，产科常用频率为 7.0 M ~ 10.0 MHz，可获得高分辨率图像。检查前，需常规消毒探头，套上一次性使用的橡胶套（常用避孕套），套外涂耦合剂。被检查者需排空膀胱，取膀胱截石位，检查者将探头轻柔地放入被检查者阴道内，根据探头与监视器的方向标记，把握探头的扫描方向。经阴道（或直肠）超声检查操作简单、易行，分辨率高，尤其适用于肥胖者或盆腔深部器官的观察，但对于超出盆腔的肿物的检查效果欠佳，因其无法获得完整图像。无性生活史者可选用经直肠超声检查。

3. 经会阴超声检查

经会阴超声检查常选用凸阵超声探头，于会阴部扫查阴道下段肿瘤和子宫内膜异位病灶等阴道下段病变以及盆底其他病患。

（三）超声检查在妇科领域的应用

1. 子宫肌瘤

子宫肌瘤是妇科最常见的良性肿瘤，其声像图显示为子宫体积增大，形态不规则。目前腹部超声能分辨直径为 0.5 cm 的子宫前壁肌瘤，并可对肌瘤进行较精确定位。肌壁间肌瘤可挤向宫腔，使子宫内膜移位或变形；黏膜下肌瘤可见增大，轮廓光滑，但肌瘤突向宫腔内，子宫内膜被肌瘤压迫及推移；浆膜下肌瘤则突出于浆膜面。

2. 子宫腺肌病和腺肌瘤

子宫腺肌病的声像特点是子宫均匀性增大，子宫断面回声不均，有低回声区和强回声区；子宫腺肌瘤时子宫呈不均匀增大，其内散在小蜂窝状无回声区。

3. 盆腔炎

盆腔炎性包块与周围组织粘连，境界不清；积液或积脓时为无回声或回声不均。

4. 卵巢肿瘤

卵巢肿瘤表现为卵巢增大，内为单房或多房的液性无回声区或混合性回声团。若肿块边缘不整齐、欠清楚，囊壁上有乳头，内部回声强弱不均或无回声区中有不规则强回声团，常累及双侧卵巢并伴腹腔积液，应考虑为卵巢恶性肿瘤。经阴道超声在发现盆腔深部小肿块、显示其内部细微结构方面有明显优势，已成为早期筛选卵巢肿瘤的重要辅助项目。

5. 监测卵泡发育

通常从月经周期第 10 日开始监测卵泡大小，正常卵泡每日增长 1.6 mm，排卵前卵泡约为 20 mm。

6. 探测宫内节育器

通过对宫体的扫查，能准确地诊断宫内节育器在宫腔的位置及显示宫内节育器的形状，可判断宫内节育器是否存在位置下移。当宫内节育器嵌顿、穿孔或向子宫外游走时，可在子宫肌壁间或子宫外发现节育器的强回声。嵌顿的节育器可在超声引导下取出。

（四）超声检查在产科领域的应用

1. 母体血流

子宫动脉血流是评价子宫胎盘血液循环的一项重要指标。在妊娠早期，子宫动脉的血流情况与非孕期相同，呈高阻力，孕 14 ~ 18 周逐渐演变成低阻力并伴有丰富舒张期血流。子宫动脉的 RI、PI 和 S/D 随着孕周的增加而降低，具有明显相关性。

2. 胎儿血流

目前医生可以对胎儿脐动脉、大脑中动脉、主动脉及肾动脉等进行监测，尤其是测定脐带血流变化已成为常规检查手段。在正常妊娠期间，脐动脉血流的 RI、PI 和 S/D 与妊娠周数密切相关。在判断胎儿是否存在宫内缺氧时，脐动脉血流波形具有重要意义，若舒张末期脐动脉血流消失进而出现反流，提示胎儿处于濒危状态。

3. 胎儿心脏超声

彩色多普勒可以用于胚胎时期的原始心管检查，也可以用于分娩前的胎儿心脏检查，一般认为在妊娠 24 周后对胎儿进行超声心动监测获得的图像较清晰。

二、X 线检查

X 线检查借助造影剂可了解子宫和输卵管的腔内形态，是诊断先天性子宫畸形和输卵管通畅程度的首选检查方法。此外，X 线平片对骨性产道的各径线测定、骨盆入口的形态、骶骨的屈度、骶坐切迹的大小等方面的诊断可为临床判断有无自然分娩的可能性提供重要参考。

（一）诊断先天性子宫畸形

（1）单角子宫造影：造影仅见一个梭形宫腔，只有一个子宫角和输卵管，偏于盆腔一侧。

（2）双子宫造影：造影见两个子宫腔，每个子宫有一个子宫角和输卵管相通。两个子宫颈可共有一个阴道，或有纵隔将阴道分隔为二。

（3）双角子宫造影：造影见一个宫颈和一个阴道，两个宫腔。

（4）鞍状子宫造影：造影见子宫底凹陷，犹如鞍状。

（5）纵隔子宫造影：纵隔子宫可分为完全性纵隔子宫和部分性纵隔子宫。完全性纵隔子宫造影见宫腔形态呈两个梭形单角子宫，但位置很靠近；部分性纵隔子宫造影显示宫腔大部分被分隔成两个部分，宫底部凹陷较深呈分叉状，宫体部仍为一个腔。

（二）骨盆测量

（1）仰卧侧位片：可了解骨盆的前后径、中骨盆及盆腔的深度、骨盆的倾斜度骶骨的高度和曲度及耻骨联合高度。

（2）前后位片：可观察中骨盆横径、耻骨弓横径、骨盆侧壁集合度。

（3）轴位片：可观察骨盆入口的形态、左右斜径及耻骨联合后角。

（4）耻骨弓片：可测量耻骨弓角度。

第二节　羊水检查

羊水检查是经羊膜腔穿刺取羊水进行羊水分析的一种诊断方法。羊水检查早在20世纪50年代初就已被用于母儿血型不合的检查，其后开始应用羊水细胞的性染色体检查判断胎儿性别，进而开展羊水染色体核型分析，此后还开展了羊水酶学分析以及羊水各项生化测定等。总之，羊水是一个可以较直接反映胎儿各项功能的介质。随着各项检查技术水平的提高，羊水检查将为临床提供更多有关胎儿的信息。

一、适应证

羊水检查的适应证主要包括：①宫内胎儿成熟度的判定，若高危妊娠需引产，在引产前需了解胎儿成熟度，以选择分娩的有利时机。②超声检查疑有神经管缺陷等胎儿畸形或母体血中甲胎蛋白（AFP）异常高值者。③母亲孕期有某些病原体感染，如风疹病毒、巨细胞病毒或弓形虫感染。④细胞遗传学检查（染色体分析）及先天性代谢异常的产前诊断。适用于夫妇任何一方有染色体异常分娩史者；易发生胎儿染色体异常的 35 岁以上的高龄孕妇；夫妇一方是某种基因病患者或曾生育过某一基因病患儿的孕妇；胎儿诊断怀疑先天性代谢异常者。⑤疑为母儿血型不合的诊断。

二、临床应用

（一）胎儿成熟度的检查

1. 胎儿肺成熟度的检查

1）卵磷脂与鞘磷脂比值（L/S）测定

胎儿肺泡Ⅱ型上皮细胞分泌的可使肺泡表面张力减低的表面活性物质，有助于预防新生儿呼吸窘迫综合征（NRDS）的发生。肺泡表面活性物质的主要成分是磷脂，妊娠 34 周前卵磷脂与鞘磷脂含量相似，但从妊娠 35 周开始卵磷脂迅速合成，至 37 周达高峰，羊水中卵磷脂的含量随之急剧增多，但鞘磷脂含量在全孕期无明显变化，导致羊水中 L/S 不断增高。L/S 测定可了解胎儿肺成熟情况，可用来判断胎儿能否在体外存活。当羊水中 L/S ≥ 2 时，提示胎儿肺已成熟；当 L/S < 1.5 时，提示胎儿肺尚未成熟，NRDS 的发生率约为 73%；当 L/S 在 1.5 ~ 1.9 临界值时，约 50% 的新生儿可能发生 NRDS。此外，糖尿病合并妊娠时，即便羊水中 L/S 达 2，新生儿仍有较大概率发生 NRDS，因此 L/S ≥ 3 时才表示胎儿肺成熟。高危妊娠需提前终止妊娠者，也应测定羊水中 L/S。

2）羊水振荡试验（泡沫试验）

此法简单快速，无须使用复杂的设备仪器，基层医疗机构即可开展，是间接估量羊水中磷脂的一种方法。其原理是取羊水上清液并进行强力振荡后，试管液面上出现的泡沫物为不饱和磷脂酰胆碱族物质，可被乙醇消除。在不同稀释度的羊水中加入等量乙醇，消耗乙醇越多，表示羊水中的磷脂类物质含量越多。操作方法是取两支试管，在每支试管中加入 1 mL 95% 乙醇，然后在第一支试管内放入 1 mL 羊水上清液，第二支试管内放入 0.75 mL 羊水上清液和 0.25 mL 生理盐水，同时垂直强力振荡 15 ~ 20 s，静置 15 min 后观察结果。若两支试管内液面均有完整泡沫环为阳性，表示 L/S ≥ 2，提示胎儿肺成熟；若仅第一支试管内液面有完整泡沫环为临界值，表示 1.5 < L/S < 2；若两支试管内液面均无泡沫环为阴性，表示 L/S ≤ 1.5，提示胎儿肺未成熟。

3）磷脂酰甘油（PG）测定

PG 占肺泡表面活性物质中总磷脂的 10%。妊娠 35 周后羊水中出现 PG，代表胎儿肺已成熟，以后 PG 水平继续增高至分娩。PG 测定在判断胎儿肺成熟度方面优于 L/S 法。糖尿病合并妊娠时，即使 L/S > 2 而未出现 PG，也提示胎儿肺未成熟。

2. 胎儿肾成熟度的检查

羊水中所含肌酐来自胎儿尿液，故测定羊水中的肌酐含量可了解胎儿肾成熟情况。其原理是取羊水上清液，利用肌酐能与苦味酸反应出现红色，用分光光度计比色，测得肌酐值，准确率约为 90%。羊水中肌酐含量与孕龄关系密切，羊水中肌酐值自妊娠中期开始逐渐升高，于妊娠 34 周起迅速上升，妊娠 37 周以后肌酐值 ≥ 176.8 μmol/L，故将羊水肌酐值 ≥ 176.8 μmol/L 定为胎儿肾成熟值；132.6 ~ 175.9 μmol/L 为临界值；

< 132.5 μmol/L 为胎儿肾未成熟值。

3. 胎儿肝成熟度的检查

通过测定羊水胆红素含量可了解胎儿肝成熟度。随着胎儿肝脏逐渐成熟，羊水中结合型胆红素逐渐增多，未结合型胆红素逐渐减少，至妊娠晚期羊水胆红素值近于 0，可用分光光度计在波长 450 nm 处的吸光度差（以 ΔOD450 表示）测定。羊水胆红素值与孕龄关系密切，妊娠 36 周前 ΔOD450 > 0.02 者居多；妊娠 37 周及以后 ΔOD450 多为 < 0.02。故将羊水中胆红素 ΔOD450 < 0.02 定为胎儿肝成熟值；ΔOD450 0.02 ~ 0.04 为临界值；ΔOD450 > 0.04 为胎儿肝未成熟值。

4. 胎儿皮肤成熟度的检查

随妊娠周数增加，胎儿皮脂腺逐渐成熟，通过测算羊水中含脂肪细胞的出现率可判断胎儿皮肤成熟程度。测定方法是将羊水沉渣混悬液滴在载玻片上，加 0.1% 硫酸尼罗蓝液 1 滴混匀，加盖玻片静置 2 ~ 3 min 后，在火焰上徐徐加热（50 ~ 60℃），然后置于光镜下观察，含脂肪细胞呈橘黄色，其他细胞呈蓝色。在镜下数 200 个细胞，计算其中橘黄色细胞（含脂肪细胞）所占的比例；亦可用苏丹Ⅲ染色，将含脂肪细胞染成橘黄色，再用 0.5% 亚甲蓝溶液复染，将其他细胞染成蓝色。若仅用 0.5% 亚甲蓝溶液染色，则会出现含脂肪细胞不着色，而其他细胞蓝染。妊娠 37 周前含脂肪细胞的出现率常 < 20%，妊娠 38 周后含脂肪细胞的出现率常 > 20%，故以含脂肪细胞的出现率 > 20% 为胎儿皮肤成熟值；以含脂肪细胞的出现率 10% ~ 20% 为临界值；以含脂肪细胞的出现率 < 10% 为胎儿皮肤未成熟值。

（二）细胞遗传学及先天性代谢异常的检查

细胞遗传学及先天性代谢异常的检查多在妊娠中期进行。

1. 染色体异常

通过羊水细胞培养作染色体核型分析，可以判断染色体（常染色体及性染色体）数目或结构异常。较常见的常染色体异常有唐氏综合征（21- 三体综合征），性染色体异常有特纳综合征等。为测定胎儿有无伴性遗传性疾病，可通过羊水细胞培养得到染色体核型，如无条件做细胞培养也可直接浓集羊水细胞做核型分析。

2. 先天性代谢异常

经羊水细胞培养进行某些酶的测定，可以诊断因基因突变引起的某种蛋白质或酶的异常或缺陷。如测定氨基己糖酶 A 活力可以诊断由类脂物质蓄积引起的黑蒙性家族痴呆病，测定半乳糖 -1- 磷酸盐尿苷酰转移酶可诊断半乳糖血症等。

3. 基因疾病

从羊水细胞中提取胎儿 DNA，可以针对某一基因作直接或间接分析或检测。近年来，已有研究表明，将合成 DNA 化学、重组 DNA 技术及分子克隆化等研究结合，可用于遗传病的基因诊断。1979 年，已有学者将此法成功运用于诊断血红蛋白结构基因缺失的疾病，如地中海贫血等。还有学者用限制性内切酶及 DNA 杂交的方法，成功诊断出核苷酸突变造成的遗传病，如镰形红细胞贫血、苯丙酮尿症等。目前国内能进行产前诊断的遗传病有地中海贫血、苯丙酮尿症、甲型及乙型血友病、假肥大型肌营养不良症等。

（三）羊水上清液的生化测定

1. 羊水中甲胎蛋白的测定

目前主要通过对羊水中甲胎蛋白（AFP）含量的测定来诊断胎儿开放性神经管缺陷（如无脑儿或脊柱裂）。AFP 主要在胎儿卵黄囊、肝脏合成，部分来自胃肠道、肾脏及羊膜绒毛细胞，羊水中浓度为胎内的 1/（150 ~ 200）。开放性神经管畸形者因脑组织或脊髓外露，其所在羊水中的 AFP 值常比正常值高 10 倍；此外，死胎、先天性食管闭锁、十二指肠闭锁、脐膨出、先天性肾病综合征、严重 Rh 血型不合妊娠等胎儿所在羊水中的 AFP 值也可升高。羊水中 AFP 值通常在孕 12 ~ 14 周达高峰（为 40 μg/mL），以后逐渐下降，至足月时减少到几乎测不出，通常正常妊娠 8 ~ 24 周时羊水 AFP 值为 20 ~ 48 μg/mL。

2. 羊水中雌三醇的测定

羊水中的雌三醇（E_3）值与孕妇尿雌三醇值密切相关，能准确地反映胎儿胎盘单位的功能状态及估计异常胎儿的预后。羊水中 E_3 值于妊娠 24 周前较低，妊娠 25 周起随孕周增加而逐渐增高，妊娠 33 周前约为 122 μg/mL，妊娠 33 周时约为 384 μg/mL，妊娠 37 周后增加迅速，妊娠 40 周时约为 847 μg/mL。羊水中 E_3 值 < 100 μg/mL 时，提示胎儿预后不良。如胎儿为无脑儿、21- 三体综合征、甲状腺功能减退、母儿血型不合等，则其羊水 E_3 值低。

（四）胎儿血型预测

胎儿血型预测适用于可疑 ABO 血型不合的孕妇，通常于妊娠晚期抽取羊水检查其中血型物质，以预测胎儿血型。但约 20% 的孕妇为非分泌型，其羊水中无血型物质。当明确胎儿与母体血型相同或胎儿血型为 O 型时，不会发生新生儿溶血；若诊断为 ABO 血型不合，则应做好围生期监测与出生后新生儿的抢救准备。

（五）检测宫内感染

孕妇有风疹病毒等感染时，可检测羊水中特异免疫球蛋白，如羊水中白细胞介素 -6 升高，可能存在亚临床的宫内感染，易导致流产或早产。

（六）协助诊断胎膜早破

对可疑胎膜早破者，可用石蕊试纸测试阴道内排液的 pH。胎膜早破时因羊水偏碱性，pH 应 > 7；也可取一滴阴道后穹隆处液体置于玻片上，烘干后在光镜下检查，胎膜早破时可见羊齿植物叶状结晶及少许毳毛。

第三节 输卵管通畅检查

输卵管通畅检查的主要目的是检查输卵管是否畅通，了解子宫和输卵管腔的形态及输卵管的阻塞部位。常用方法有输卵管通液术、子宫输卵管造影术。其中输卵管通气术因有发生气栓的潜在危险，且准确率仅为 45% ~ 50%，故在临床上已逐渐被其他方法取代。近年来随着内镜的广泛应用，腹腔镜直视下输卵管通液检查、宫腔镜下经输卵管口插管通液试验和腹腔镜联合检查等方法已逐渐普及。

一、输卵管通液术

输卵管通液术是检查输卵管是否通畅的一种方法，具有一定的治疗功效。检查者通过导管向宫腔内注入液体，根据注液阻力大小、有无回流及注入液体量和患者感觉等判断输卵管是否通畅。输卵管通液术由于操作简便，无须使用特殊设备，已被广泛用于临床。

（一）适应证

输卵管通液术的适应证主要包括：①不孕症，男方精液正常，女方疑有输卵管阻塞者。②检验和评价输卵管绝育术、输卵管再通术或输卵管成形术的效果。③对输卵管黏膜轻度粘连有疏通作用。

（二）禁忌证

输卵管通液术的禁忌证主要包括：①内外生殖器急性炎症或慢性炎症急性或亚急性发作。②月经期或有不规则阴道流血。③可疑妊娠。④严重的全身性疾病，如心、肺功能异常等，不能耐受手术。⑤体温高于 37.5℃。

（三）术前准备

输卵管通液术的术前准备主要包括：①嘱患者于月经干净 3 ~ 7 d 来院手术，术前 3 日禁止性生活。②术前半小时为患者肌内注射 0.5 mg 阿托品解痉。③嘱患者排空膀胱。

（四）方法

1. 常用器械

阴道窥器、宫颈钳、妇科钳、宫颈导管、注射器、压力表、Y 形管等。

2. 常用液体

生理盐水或抗生素溶液（庆大霉素 80 000 U、地塞米松 5 mg、透明质酸酶 1 500 U，注射用水 20 ~ 50 mL），可加用 0.5% 的利多卡因 2 mL 以减少输卵管痉挛。

3. 操作步骤

操作步骤为：①嘱患者取膀胱截石位，常规消毒其外阴、阴道、宫颈，铺无菌巾，双合诊检查子宫的位置及大小。②放置阴道窥器，充分暴露子宫颈，再次消毒阴道穹隆部及宫颈，以宫颈钳钳夹宫颈前唇。沿宫腔方向置入宫颈导管，并使其与宫颈外口紧密相贴。③用 Y 形管将宫颈导管与压力表、注射器相连，压力表应高于 Y 形管水平，以免液体进入压力表。④将注射器与宫颈导管相连，并使宫颈导管内充满生理盐水或抗生素溶液，缓慢推注，压力不可超过 160 mmHg。观察推注时阻力大小、经宫颈注入的液体是否回流、患者下腹部是否疼痛等。⑤术毕取出宫颈导管，再次消毒宫颈、阴道，取出阴道窥器。

（五）结果评定

1. 输卵管通畅

顺利推注 20 mL 生理盐水，无阻力，压力维持在 60 ~ 80 mmHg；或开始推注时稍感有阻力，随后阻力消失，无液体回流，患者也无不适感，提示输卵管通畅。

2. 输卵管阻塞

勉强注入 5 mL 生理盐水即感有阻力，压力表压力持续上升而不见下降，患者感下腹胀痛，停止推注后液体又回流至注射器内，表明输卵管阻塞。

3. 输卵管通而不畅

注射液体有阻力，再加压注射又能推进，说明有轻度粘连但粘连已被分离，患者感轻微腹痛。

（六）注意事项

输卵管通液术的注意事项主要包括：①所用无菌生理盐水温度以接近体温为宜，以免液体过冷造成输卵管痉挛。②注入液体时必须使宫颈导管紧贴宫颈外口，防止液体外漏，导致注入液体压力不足。③术后 2 周禁止盆浴及性生活，酌情给予抗生素预防感染。

二、子宫输卵管造影术

子宫输卵管造影（HSG）是通过导管向子宫腔及输卵管注入造影剂，在 X 线下透视及摄片，根据造影剂在输卵管及盆腔内的显影情况了解输卵管是否通畅、阻塞的部位及子宫腔的形态。该检查损伤小，能对输卵管阻塞做出较正确的诊断，准确率可达 80%，且具有一定的治疗作用。

（一）适应证

子宫输卵管造影术的适应证主要包括：①了解输卵管是否通畅及其形态、阻塞部位。②了解宫腔形态，确定子宫类型及有无子宫畸形，有无宫腔粘连、子宫黏膜下肌瘤、子宫内膜息肉及异物等。③内生殖器结核非活动期。④不明原因的习惯性流产，于排卵后做造影可了解宫颈内口是否松弛，以及宫颈及子宫有无畸形。

（二）禁忌证

子宫输卵管造影术的禁忌证主要包括：①内、外生殖器急性或亚急性炎症。

②严重的全身性疾病，不能耐受手术。③妊娠期、月经期。④产后、流产、刮宫术后 6 周内。⑤碘过敏者禁用子宫输卵管碘油造影。

（三）术前准备

子宫输卵管造影术的术前准备主要包括：①造影时间以月经干净 3 ~ 7 d 为宜，术前 3 d 禁止性生活。②进行碘过敏试验，阴性者方可行子宫输卵管碘油造影。③术前半小时肌内注射阿托品 0.5 mg 解痉。④术前排空膀胱，便秘者术前行清洁灌肠，以使子宫保持正常位置，避免出现外压假象。

（四）方法

1. 设备及器械

X 线放射诊断仪、子宫导管、阴道窥器、宫颈钳、妇科钳、20 mL 注射器等。

2. 造影剂

目前国内外均使用碘造影剂，分油溶性与水溶性两种。油剂（40% 碘化油）密度大，显影效果好，刺激小，但检查时间长，吸收慢，易引起异物反应，形成肉芽肿或油栓；水剂（76% 泛影葡胺液）吸收快，检查时间短，但子宫输卵管边缘部分显影欠佳，不易观察到细微病变，有的患者在注药时有刺激性疼痛。

3. 操作步骤

操作步骤为：①嘱患者取膀胱截石位，常规消毒其外阴、阴道，铺无菌巾，检查子宫位置及大小。②以阴道窥器扩张阴道，充分暴露宫颈，再次消毒宫颈及阴道穹隆部，用宫颈钳钳夹宫颈前唇，探查宫腔。③将 40% 碘化油充满宫颈导管，排出空气，沿宫腔方向将其置入宫颈管内，徐徐注入碘化油，在 X 线透视下观察碘化油流经输卵管及宫腔情况并摄片，24 h 后再摄盆腔平片，以观察腹腔内有无游离碘化油。若用泛影葡胺液造影，应在注射完后立即摄片，10 ~ 20 min 后进行第二次摄片，观察泛影葡胺液流入盆腔情况。④注入碘油后子宫角圆钝而输卵管不显影，则考虑输卵管痉挛，可保持原位，肌内注射 0.5 mg 阿托品或针刺合谷、内关穴，20 min 后再行透视、摄片；或停止操作，下次摄片前先使用解痉药物。

（五）结果评定

1. 正常子宫、输卵管

正常宫腔呈倒三角形，双侧输卵管显影，形态柔软，24 h 后摄片见盆腔内散在造影剂分布。

2. 宫腔异常

患子宫内膜结核时患者的子宫会失去原有的倒三角形态，内膜呈锯齿状、不平；患子宫黏膜下肌瘤时可见宫腔充盈缺损；子宫畸形时亦有相应显示。

3. 输卵管异常

患输卵管结核时显示输卵管形态不规则、僵直或呈串珠状，有时可见钙化点；有输卵管积水时输卵管远端呈气囊状扩张；24 h 后盆腔 X 线摄片未见盆腔内散在造影剂，说明输卵管不通；输卵管发育异常时，可见过长或过短的输卵管、异常扩张的输卵管、输卵管憩室等。

（六）注意事项

子宫输卵管造影术的注意事项主要包括：①碘化油充盈宫颈导管时，必须排尽空气，以免空气进入宫腔造成充盈缺损，引起误诊。②宫颈导管与子宫颈外口必须紧贴，以防碘油流入阴道内。③宫颈导管不要插入太深，以免损伤子宫或引起子宫穿孔。④注入碘化油时用力不可过大，推注不可过快，防止损伤输卵管。⑤若透视下发现造影剂进入异常通道，同时患者出现咳嗽，应警惕发生油栓，立即停止操作，嘱患者取头低脚高位，严密观察。⑥造影后 2 周禁止盆浴及性生活，可酌情给予抗生素预防感染。⑦有时可能会因输卵管痉挛而造成输卵管不通的假象，必要时应再次进行造影检查。

第四节　生殖道细胞学检查

女性生殖道细胞包括来自阴道、宫颈、子宫和输卵管的上皮细胞。生殖道脱落细胞包括阴道上段、宫颈阴道部、子宫、输卵管及腹腔的上皮细胞，其中以阴道上段、宫颈阴道部的上皮细胞为主。临床上常通过生殖道脱落细胞检查来反映其生理及病理变化。生殖道上皮细胞受性激素的影响出现周期性变化。因此，检查生殖道脱落细胞可反映体内性激素水平。此外，此项检查还可协助诊断生殖器不同部位的恶性肿瘤及观察其治疗效果，既简便又经济实用。但是，生殖道脱落细胞检查找到恶性细胞只能作为初步筛选，不能定位，需进一步检查才能确诊。

一、生殖道细胞学检查取材、制片及相关技术

（一）涂片种类及标本采集

采集标本前 24 h 内禁止性生活、阴道检查、阴道灌洗及阴道用药，取标本的用具必须无菌、干燥。

1. 阴道涂片

阴道涂片的主要目的是了解卵巢或胎盘功能。对已婚妇女，一般在阴道侧壁上 1/3 处用小刮板轻轻刮取浅层细胞（避免将深层细胞混入影响诊断），薄而均匀地涂于玻片上；对无性生活且阴道分泌物极少的女性，可将已消毒的棉签先用生理盐水浸湿，然后伸入阴道，在其侧壁上 1/3 处轻轻卷取细胞，取出棉签，在玻片上向一个方向涂片，然后将涂片置于固定液内固定后放于显微镜下观察。应注意的是，若棉签接触阴道口可能影响涂片的正确性。

2. 子宫颈刮片

子宫颈刮片是筛查早期子宫颈癌的重要方法。取材应在子宫颈外口鳞－柱状上皮交接处，以子宫颈外口为圆心，用木质铲形小刮板轻轻刮取一周，取出刮板，在玻

片上向一个方向涂片，将涂片经固定液固定后放于显微镜下观察。注意应避免损伤组织引起出血而影响检查结果。若白带过多，应先用无菌干棉球轻轻擦净黏液，再刮取标本。该取材方法获取细胞数目较少，制片也较粗劣，故目前应用已逐渐减少。

3. 子宫颈管涂片

疑为子宫颈管癌或绝经后的妇女其子宫颈鳞、柱交接处退缩到子宫颈管内，为了解子宫颈管情况，可行子宫颈管涂片检查。方法是先将子宫颈表面分泌物拭净，用小型刮板在子宫颈管内轻刮一周并作涂片。此外，使用特制"细胞刷"获取子宫颈管上皮细胞的效果更好，将"细胞刷"伸入子宫颈管，达子宫颈外口上方 10 mm 左右处，在子宫颈管内旋转 360° 后取出，旋转"细胞刷"，将附着于其上的细胞均匀地涂于玻片上，立即固定。小刷子的取材效果优于棉拭子，而且其刮取的细胞被子宫颈管内的黏液保护，不会因空气干燥出现细胞变性。

4. 宫腔吸片

怀疑宫腔内有恶性病变时，可采用宫腔吸片检查，此法较阴道涂片及诊刮阳性率高。选择直径 1 ~ 5 mm 不同型号的塑料管，一端连于干燥消毒的注射器，另一端用大镊子送入宫腔内达宫底部，上下左右转动方向，轻轻抽吸注射器，将吸出物涂片、固定、染色。应注意，取出吸管时应停止抽吸，以免将子宫颈管内容物吸入。宫腔吸片标本中可能含有输卵管、卵巢或盆腹腔上皮细胞成分。另外，还可通过宫腔灌洗获取细胞，用注射器将 10 mL 无菌生理盐水注入宫腔，轻轻抽吸、洗涤内膜面，然后收集洗涤液，离心后取沉渣涂片。此项检查简单、取材效果好，且与诊刮相比，患者痛苦小、易于接受，特别适用于绝经后出血的妇女。

5. 局部印片

局部印片是用清洁玻片直接贴按病灶处作印片，然后固定、染色、镜检。常用于外阴及阴道的可疑病灶。

（二）染色方法

细胞学染色方法有多种，如巴氏染色法、邵氏染色法及其他改良染色法。常用的为巴氏染色法，该法既可用于检查雌激素水平，也可用于查找癌细胞。

（三）辅助诊断技术

辅助诊断技术包括免疫细胞化学、原位杂交技术、影像分析、流式细胞仪测量及自动筛选或人工智能系统协助诊断等。

二、正常生殖道脱落细胞的形态特征

（一）鳞状上皮细胞

阴道及子宫颈阴道部被覆的鳞状上皮相仿，均为非角化性的分层鳞状上皮。上皮细胞分为底层、中层及表层，其生长与成熟受雌激素影响。因而女性一生中不同时期及月经周期中不同时间，各层细胞比例均不相同，细胞由底层向表层逐渐成熟。

鳞状细胞的成熟过程是：细胞由小逐渐变大；细胞形态由圆形变为舟形、多边形；细胞质染色由蓝染变为粉染；胞核由大变小，由疏松变为致密。

1. 底层细胞

底层细胞相当于组织学的深棘层，又分为内底层细胞和外底层细胞。

1）内底层细胞

内底层细胞又称为生发层，只含一层基底细胞，是鳞状上皮再生的基础。其细胞学表现为细胞小，为中性粒细胞的 4～5 倍，呈圆形或椭圆形，巴氏染色细胞质蓝染，核大而圆。育龄妇女的阴道细胞学涂片中无内底层细胞。

2）外底层细胞

外底层细胞有 3～7 层，呈圆形，比内底层细胞大，为中性粒细胞的 8～10 倍，巴氏染色细胞质蓝染，核为圆形或椭圆形，核浆比例 1：2～1：4。卵巢功能正常时，涂片中很少出现。

2. 中层细胞

中层细胞相当于组织学的浅棘层，是鳞状上皮中最厚的一层。根据其脱落的层次不同，形态各异。接近底层者细胞呈舟状，接近表层者细胞大小与形状接近表层细胞；巴氏染色细胞质蓝染，根据储存的糖原多寡，可有多量的嗜碱性染色或半透明细胞质，核小，呈圆形或卵圆形，淡染，核浆比例低，约为 1：10。

3. 表层细胞

表层细胞相当于组织学的表层。细胞大，为多边形，细胞质薄，细胞质粉染或蓝染，核小固缩。核固缩是鳞状细胞成熟的最后阶段。表层细胞是育龄妇女宫颈涂片中最常见的细胞。

（二）柱状上皮细胞

柱状上皮细胞分为子宫颈黏膜细胞及子宫内膜细胞。

1. 子宫颈黏膜细胞

子宫颈黏膜细胞有黏液细胞和带纤毛细胞两种。在子宫颈刮片及子宫颈管涂片中均可找到。黏液细胞呈高柱状或立方状，核在底部，呈圆形或卵圆形，染色质分布均匀，细胞质内有空泡，易分解而留下裸核。带纤毛细胞呈立方形或矮柱状，带有纤毛，核为圆形或卵圆形，位于细胞底部，胞质易退化融合成多核，多见于绝经后。

2. 子宫内膜细胞

子宫内膜细胞较子宫颈黏膜细胞小，细胞为低柱状，为中性粒细胞的 1～3 倍；核呈圆形，核大小、形状一致，多成堆出现；细胞质少，呈淡灰色或淡红色，边界不清。

（三）非上皮成分

非上皮成分包括吞噬细胞、白细胞、淋巴细胞、红细胞等。

三、生殖道脱落细胞在内分泌检查方面的应用

阴道鳞状上皮细胞的成熟程度与体内雌激素水平成正比，雌激素水平越高，阴

道上皮细胞分化越成熟。因此，阴道鳞状上皮细胞各层细胞的比例可反映体内雌激素水平。临床上常用以下 4 种指数代表体内雌激素水平。

（一）成熟指数

成熟指数（MI）是阴道细胞学卵巢功能检查最常用的一种。计算方法是在低倍显微镜下观察计数 300 个鳞状上皮细胞，求得各层细胞的百分比，并按底层 / 中层 / 表层顺序写出。如底层 5、中层 60、表层 35，MI 应写成 5/60/35。若底层细胞百分比高称为左移，提示不成熟细胞增多，即雌激素水平下降；若表层细胞百分比高称为右移，表示雌激素水平升高。一般有雌激素影响的涂片，基本上无底层细胞；轻度影响者表层细胞＜ 20%；高度影响者表层细胞＞ 60%。在卵巢功能低落时则出现底层细胞：轻度低落，底层细胞＜ 20%；中度低落，底层细胞占 20% ～ 40%；高度低落，底层细胞＞ 40%。

（二）致密核细胞指数

致密核细胞指数（KI）即鳞状上皮细胞中表层致密核细胞的百分比。计算方法为从视野中数 100 个表层细胞及其中致密核细胞数目，从而计算百分比。例如其中有 40 个致密核细胞，则 KI 为 40%。KI 越高，表示上皮细胞越成熟。

（三）嗜伊红细胞指数

嗜伊红细胞指数（EI）即鳞状上皮细胞中表层红染细胞的百分比。通常红染表层细胞在雌激素影响下出现，故此指数可以反映雌激素水平，EI 指数越高，表示上皮细胞越成熟。

（四）角化指数

角化指数（CI）是指鳞状上皮细胞中的表层（最成熟的细胞层）嗜伊红致密核细胞的百分比，用以表示雌激素的水平。

四、生殖道脱落细胞涂片在妇科疾病诊断中的应用

（一）闭经

阴道涂片可协助了解卵巢功能状况和雌激素水平。若涂片检查示有正常周期性变化，提示闭经原因在子宫及其以下部位，如子宫内膜结核、子宫颈或宫腔粘连等；若涂片中中层和底层细胞多，表层细胞极少或无，无周期性变化，提示病变在卵巢，如卵巢早衰；若涂片检查示不同程度雌激素低落，或持续雌激素轻度影响，提示有垂体或以上或其他全身性疾病引起的闭经。

（二）异常子宫出血

1. 无排卵性异常子宫出血

涂片检查示中至高度雌激素影响，但也有较长期处于低至中度雌激素影响。雌激素水平高时 MI 右移显著，雌激素水平下降时出现阴道流血。

2. 排卵性月经失调

涂片检查示有周期性变化，MI 明显右移，中期出现高度雌激素影响，EI 可达 90%。但排卵后，出现细胞堆积和皱褶较差或持续时间短，EI 虽有下降但仍偏高。

（三）流产

1. 先兆流产

由于黄体功能不足引起的先兆流产表现为 EI 于早孕期升高，经治疗后 EI 稍下降提示好转。若 EI 再度升高，细胞开始分散，流产可能性大。若先兆流产而涂片正常，表明流产非黄体功能不足引起，用孕激素治疗无效。

2. 稽留流产

稽留流产表现为 EI 升高，出现圆形致密核细胞，细胞分散，舟形细胞少，较大的多边形细胞增多。

（四）生殖道感染性疾病

1. 细菌性阴道病

常见的病原体有阴道嗜酸杆菌、球菌、加德纳尔菌和放线菌等。涂片中炎性阴道细胞表现为细胞核呈豆状核、核破碎和核溶解，上皮细胞核周有空晕，细胞质内有空泡。

2. 衣原体性宫颈炎

涂片上可见化生的细胞质内有球菌样物及嗜碱性包涵体，感染细胞肥大多核。

3. 病毒感染

常见的有单纯疱疹病毒（HSV）Ⅱ型和人乳头瘤病毒（HPV）。

1）单纯疱疹病毒感染

单纯疱疹病毒感染早期表现为感染细胞的核增大，染色质结构呈"水肿样"退变，染色质变得很细，散布在整个胞核中，呈淡的嗜碱性染色，均匀，犹如毛玻璃状，细胞多呈集结状，有许多胞核。晚期可见嗜伊红染色的核内包涵体，周围可见一清亮晕环。

2）人乳头瘤病毒感染

鳞状上皮细胞被 HPV 感染后会出现典型的细胞学改变：在涂片标本中见挖空细胞、不典型角化不全细胞及反应性外底层细胞。典型的挖空细胞表现为上皮细胞内有 1～2 个增大的核，核周有透亮空晕环或壁致密的透亮区，提示存在 HPV 感染。

五、生殖道脱落细胞在妇科肿瘤诊断上的应用

（一）癌细胞特征

癌细胞特征主要表现在细胞核、细胞及细胞间关系的改变。

1. 细胞核改变

表现为核增大，核浆比例失常；核大小不等，形态不规则；核深染且深浅不一；

核膜明显增厚、不规则，染色质分布不均，颗粒变粗或凝聚成团；因核分裂异常，可见双核及多核；核畸形，如分叶、出芽、核边内凹等不规则形态；核仁增大变多以及出现畸形裸核。

2. 细胞形态改变

细胞大小不等，形态各异。细胞质减少，染色较浓，若变性则内有空泡或出现畸形。

3. 细胞间关系改变

癌细胞可单独或成群出现，排列紊乱。早期癌涂片背景干净清晰，晚期癌涂片背景较脏，见成片坏死细胞、红细胞及白细胞等。

（二）子宫颈／阴道细胞学诊断的报告形式

报告形式主要为分级和描述性诊断两种。目前我国多数医院已采用描述性诊断，即 TBS 分类法，但仍有一些医院沿用巴氏 5 级分类法。

1. 巴氏分类法

巴氏分类法的宫颈／阴道细胞学诊断标准如下。

（1）巴氏Ⅰ级：正常。为正常宫颈细胞涂片。

（2）巴氏Ⅱ级：炎症。细胞核增大，核染色质较粗，但染色质分布尚均匀，一般属良性改变或炎症。临床分为ⅡA及ⅡB。ⅡB是指个别细胞核异质明显，但又不属于恶性；其余为ⅡA。

（3）巴氏Ⅲ级：可疑癌。主要是核异质，表现为核大深染，核形不规则或双核。对于不典型细胞，性质尚难确定。

（4）巴氏Ⅳ级：高度可疑癌。细胞有恶性特征，但在涂片中恶性细胞较少。

（5）巴氏Ⅴ级：癌。具有典型的多量癌细胞。

巴氏分类法的缺点是：①各分级之间的区别并无严格的客观标准，且没有对异常细胞形态学的描述，主观因素较多，从而导致了较高比例的假阴性和假阳性。②对癌前病变也无明确规定。③细胞学诊断和组织病理学诊断不能相互对应，也未包括非癌的诊断等。因此，巴氏分类法已逐步被新的 TBS 分类法所取代。

2. 描述性诊断分类法

为克服巴氏分类法的缺陷，使妇科生殖道细胞学的诊断报告与组织病理学术语一致，使细胞学报告与临床处理密切结合，1988 年美国制定了阴道 TBS(the Bethesda system) 命名系统，1991 年被国际癌症协会（NCI）正式采用。该法在以下 3 个方面进行了改良：①将标本质量作为细胞学检查结果报告的一部分。②对病变进行必要描述，引进了鳞状上皮内病变的概念。③给予细胞病理学诊断并提出治疗建议。1991 年和 2001 年 NCI 又召开了第 2 次会议和第 3 次会议，讨论并修订了 TBS 在使用中出现的问题，并对诊断标准做了相应的修改。现行的 TBS 报告系统即 2001 年修订后的 TBS 报告系统，包括以下 3 个部分：①评价涂片质量，包括细胞量与鳞柱两种上皮细胞的分布。②描述有关发现，做出诊断。③描述对诊断能提供依据的细胞成分和形态特征，具体概括为与念珠菌、滴虫、HSV 和 HPV 感染相关的形态学特征；与损伤、修复、激素变化相关的反应性细胞变化特征；与鳞状上皮异常相关的描述性诊断，包括不典型鳞状细胞（ASC）、低级别鳞状上皮内病变（LSIL）、高级别鳞状上皮内病变（HSIL）、鳞状细胞癌（SCC）；不典型腺上皮细胞（AGC）、不典型腺上皮细胞倾向瘤变、原位腺癌（AIS）、腺癌。

TBS 报告方式中提出了一个重要概念——意义未明的不典型鳞状细胞（ASC-US），既不能诊断为感染、炎症、反应性改变，也不能诊断为癌前病变和恶性变的鳞状细胞。ASC-US 包括不典型化生细胞、不典型修复细胞、与萎缩有关的不典型鳞状上皮细胞、角化不良细胞以及诊断 HPV 证据不足但暂无法排除者。就其规范而言，ASC-US 的实验室诊断比例不应超过 LSIL 的 2 ~ 3 倍。NCI 2001 年第 3 次会议再次修订了 TBS 标准，要求更加重视来自细胞学诊断中的 ASC-US，它可作为阴道镜检查的最低指征，也可以在液基细胞学的基础上检测高危型 HPV-DNA。诊断 ASC-US 时，应指出可能为炎症等反应或可能为癌前病变，并同时提出建议。若与炎症、刺激、宫内节育器等反应性有关者，应于 3 ~ 6 个月后复查；若可能有癌前病变或癌存在，但细胞的异常程度不够诊断标准者，应行阴道镜活检。

（三）PAPNET 电脑抹片系统

20 世纪 90 年代以来，PAPNET 电脑抹片系统，即计算机辅助细胞检测系统（CCT），在宫颈癌早期诊断系统中得到广泛应用。PAPNET 的电脑筛选系统装置包括 3 个部分，即自动阅片系统、存储识别系统和打印系统。它是利用电脑及神经网络软件对涂片进行自动扫描、读片、筛查，最后由细胞学专职人员做出最后诊断的一种新技术。其原理是基于神经网络系统在自动细胞学检测这一领域的运用。

PAPNET 可通过程序来鉴别正常与异常的子宫颈涂片。具体步骤为：在检测中心，将经过上机处理的细胞涂片以每百张为单位装入片盒并送入计算机房；计算机先将涂片分为 3 000 ~ 5 000 个区域不等，再对涂片上的 30 万 ~ 50 万个细胞按区域进行扫描，最后筛选出 128 个最可疑的细胞，再通过数字照相机进行自动对焦并将相关内容录制到光盘上，整个过程需 8 ~ 10 min。然后将光盘送往中间细胞室，由细胞学家使用一套与检测中心配套的专业高分辨率解像设备进行复验。如有异议或不明确图像，在显示器帮助下，显微镜可根据指示自动找到所需观察位置，便于细胞学家用肉眼观察。最后，细胞学家采用 2001 年 TBS 分类法给出诊断报告及治疗意见，并附阳性图片供临床医生参考。PAPNET 具有高度敏感性和准确性，并能解决人工直接在显微镜下读片时因视觉疲劳造成的漏诊问题，省时省力，适用于大量人工涂片检测的筛选工作。

第四章　女性生殖系统炎症

第一节　非特异性外阴炎

当外阴部的皮肤或黏膜发生炎症改变时，称为外阴炎，因其常与阴道炎并存，故常混称为外阴阴道炎。外阴炎按其病菌不同分为非特异性外阴炎和特异性外阴炎。中医称之为"阴肿""阴蚀""阴痒"。本节仅述非特异性外阴炎。

凡不是由特异性病原体（如滴虫、霉菌等）引起的外阴皮肤或黏膜炎症统称为非特异性外阴炎，常表现为单纯外阴炎、外阴毛囊炎及外阴疖肿病。

一、单纯性外阴炎

单纯性外阴炎是指外阴部的皮肤或黏膜的炎性病变。

（一）病因病理

1. 西医病因病理

1）阴道分泌物刺激

由于阴道分泌物增多或经血、月经垫等刺激，特别是宫颈炎及各种阴道炎时，分泌物增多，流至外阴，均可引起不同程度的外阴炎。

2）混合性感染

由于多方面的刺激，不能保持外阴部清洁干燥，使局部抵抗力下降，则细菌容易侵入，致外阴皮肤黏膜发生混合感染。常见的病原菌为葡萄球菌、链球菌或大肠埃希菌。其病理改变主要是在炎症的局部出现红、肿、热、痛和功能障碍，呈现变质、渗出、增生3种形式的变化。

3）其他刺激因素

其他刺激因素包括糖尿病患者的尿糖刺激、尿瘘患者长期被尿液浸渍、粪瘘患者的粪便或肠道蛲虫等刺激。

2. 中医病因病机

1）湿热下注

七情郁而化火，损伤肝脾；或素体虚弱，劳倦内伤，损伤脾气，致脾虚湿盛，湿热下注伤及任、带二脉，任脉不固，带脉失约，遂致带下。病程日久，损伤胞络或风邪入侵，乘于阴部，与气血搏与阴，湿热淤阻，发为阴肿。

2）气虚下陷

素体脾虚或劳倦内伤者，脾虚气弱，中气下陷，化源不足，阴部失养，邪气乘虚侵入，发为阴肿。

（二）临床表现

1. 辨病

1）症状

急性期症状为外阴肿痛，有烧灼感，排尿时疼痛加重，慢性期以外阴瘙痒为主。

2）体征

急性期患者外阴充血水肿、糜烂，甚至形成溃疡或成片的湿疹，重者腹股沟淋巴结肿大、压痛。因糖尿病引起者，外阴皮肤呈粉红色或紫红色，常有抓痕或破溃。若合并念珠菌感染，在慢性期，外阴皮肤增厚变粗糙，呈苔藓样变，可发生皲裂。

3）辅助检查

取阴道分泌物进行镜检，查找有无滴虫、霉菌。查尿糖、大便蛲虫卵及白细胞计数、分类等，辅助诊断。

2. 辨证

1）湿热下注证

阴部肿痛，带下量多、色黄秽臭，两胁肿痛，或有寒热，口苦咽干，大便干结，小便赤痛。舌质红，苔薄黄腻，脉弦数。

2）气虚下陷证

阴部坠痛，小腹闷胀，神倦乏力，纳少便溏，带下色白质稀，或绵绵不断，或产后恶露不尽。舌质淡苔白，脉细弱。

3）湿热蕴结证

阴部肿痛，甚或糜烂，牵引两侧大腿根部作痛，经量多或产后恶露不尽，小腹作痛，时常寒热。舌质红嫩，苔薄黄而腻，脉滑数或浮数。

（三）诊断与鉴别诊断

1. 诊断

详细询问病史，分泌物的量及性状，有无特殊因素。注意询问老年患者有无糖尿病病史，年轻患者有无蛲虫病史，了解患者的卫生习惯。

检查阴道分泌物性状，观察患者体内有无脓性分泌物，查滴虫、霉菌、阿米巴虫等。必要时查尿常规、尿糖或血糖，大便有无蛲虫卵。

2. 鉴别诊断

本病应与特异性阴道炎相鉴别。取阴道分泌物进行涂片和培养，检查有无滴虫、霉菌等，必要时查尿糖及大便常规，以助鉴别诊断。

（四）治疗

1. 西医治疗

1）病因治疗

首先应针对病因进行治疗，除去病因，如治疗糖尿病、肠道蛲虫、宫颈炎及各种阴道炎等。

2）局部治疗

保持外阴清洁、干燥，避免搔抓。炎症期禁止性生活。用 1：5 000 的高锰酸钾溶液冲洗外阴，然后涂以紫草油或抗生素软膏（如金霉素或四环素软膏）。如病程长，形成慢性炎症时，可加用氟轻松软膏外涂，每日 1～2 次。

3）全身治疗

如患者有体温升高、白细胞增高，可全身应用抗生素，如青霉素肌内注射或加入生理盐水静脉滴注。

2. 中医治疗

1）辨证施治

（1）湿热下注证：治宜清热利湿，消肿止痛。方用龙胆泻肝汤：龙胆草、山栀子、黄芩、车前子、木通、泽泻、生地、当归、甘草、柴胡，水煎服。疾病后期应养阴清热，方用六味地黄汤：生地、山药、山茱萸、茯苓、泽泻、丹皮，加竹叶、栀子等以清热利湿。

（2）气虚下陷证：治宜益气养血，升阳举陷。方用补中益气汤：人参、黄芪、甘草、当归、陈皮、升麻、柴胡等。

（3）湿热蕴结证：治宜清热解毒，活血消肿。方用四物汤加味：当归、黄芪、川芎、白芍、柴胡、山栀、丹皮、龙胆草。

2）局部治疗

蛇床子散水煎熏洗外阴，每日 1～2 次。处方：蛇床子、地肤子、白藓皮、艾叶、土茯苓、荆芥、防风。

（五）预防与护理

嘱患者保持外阴清洁、干燥，减少摩擦。性生活要有节制，不穿锦纶纤维内裤，经期产后注意卫生。肛瘘、尿瘘患者要及时更换护理垫，每日清洗外阴 1 次，保持外阴清洁，以防感染。

二、外阴毛囊炎及外阴疖肿

外阴毛囊炎为外阴皮肤及皮脂腺受到摩擦，金黄色葡萄球菌自毛囊或汗腺侵入所引起的单个毛囊及其周围组织的急性化脓性感染，初起为一疼痛性红丘疹，后扩大形成结节，数日后化脓，顶端形成黄白色脓点。一般破溃而自愈，不留瘢痕。继续发展形成脓肿时，称为外阴疖肿。因此，外阴疖肿的病变部位较外阴毛囊炎深，炎症表现较重。中医称之为"疖""疮""痈"。

（一）病因病理

1. 西医病因病理

外阴部皮肤经常受到炎性白带或汗液刺激，易继发感染，引起外阴毛囊炎，其病原菌多为葡萄球菌。若炎症继续向深部发展，则形成外阴疖肿。病理变化是在炎症的局部出现红、肿、热、痛，脓肿破溃时可见脓液溢出。镜检见大量脓细胞和坏死组织，可培养出致病菌。外阴疖肿常并发淋巴结炎和淋巴管炎，引起局部淋巴结肿大。

2. 中医病因病机

中医认为"诸痛痒疮，皆属于心"，心神烦郁，胃气虚弱，湿热内生，或密食膏粱厚腻、辛辣生冷之品，均可致湿热内生，火结聚。湿热火毒循肝经下注，与气血相搏，使气血壅阻而致本病。

（二）临床表现

1. 辨病

1）症状

症状以毛囊或毛囊周围感染为主，可为多发或单发。开始时局部皮肤红、肿、热、痛，而后形成红疱或脓疱，若相互融合，可形成大脓疱，致使局部高度肿胀和疼痛。若感染继续向深部发展，可形成疖肿，此时疼痛剧烈。

2）体征

毛囊炎时毛囊周围皮肤红肿高起，形成圆锥形脓疱。中心有一根穿出的毛发为其特征。相邻脓疱可互相融合，致外阴高度肿胀、疼痛。外阴疖肿时，多发生在大阴唇外侧，结节如黄豆至核桃般大小。开始时结节坚实，表皮红肿。脓肿形成时，表皮变薄并有波动感，顶端出现黄白色点。脓肿破溃，脓液排出后红肿可消退。可伴有腹股沟淋巴结肿大或全身发热。

3）辅助检查

辅助检查提示血中白细胞及中性粒细胞可高于正常值。

2. 辨证

湿热蕴结：外阴初始红肿疼痛，3～5 d后脓水流出，疼痛减轻，伴口苦口干，可有寒热，倦怠乏力，大便干，小便黄赤，舌质红，苔薄黄，脉滑数或浮数。

（三）诊断与鉴别诊断

1. 诊断

（1）外阴毛囊炎：发生于外阴。皮损为与毛囊一致的红色丘疹，顶端迅速化脓（脓疱），周围红晕，多为散在分布。自觉有痒感或疼痛感。

（2）外阴疖肿：发生于外阴。皮损为与毛囊一致的炎性结节，红肿光亮而硬。随后结节顶端化脓而破溃，排出黄色脓汁，愈合后有瘢痕形成。邻近淋巴结肿大，可有发热和全身不适的症状。自觉疼痛剧烈。

2. 鉴别诊断

应注意外阴毛囊炎与外阴疖病的鉴别。两种疾病的患者均表现为外阴部疼痛，严重时都有发冷或发热，外阴病变部均有红肿及触痛。不同的是，外阴毛囊炎病变表浅，围绕着毛囊部，主要表现为毛囊周围皮肤出现红肿、脓疱，常伴有毛发突出。

外阴疖病是毛囊炎向深部发展而形成的急性脓肿，因此疼痛加重，疖肿处皮肤呈圆锥形突起，表面皮肤紧张，突起处初为一硬结，当局部出现脓肿时，表面变薄，呈黄白色，有波动感。

（四）治疗

1. 西医治疗

1）局部治疗

（1）外阴毛囊炎：应保持外阴清洁干燥，避免刺激和挤压。可用 1 ： 5 000 高锰酸钾溶液坐浴，如脓疱已形成，清除脓液后，用抗生素或磺胺软膏涂擦局部。

（2）外阴疖肿：疖肿初起，避免挤压或抓破，以防炎症扩散。可用稀碘酊涂抹患处，或用热水袋干敷；亦可采用红外线照射局部，以减轻疼痛，促使炎症消退及疖肿软化，或用 5% 鱼石脂软膏涂敷。

2）全身治疗

当疖肿面积增大、患者体温升高、白细胞总数及中性粒细胞超过正常值时，可选用 80 万 U 的青霉素，每日 2 次肌内注射，或将 40 万 U 的青霉素溶于 10 ～ 20 mL 的 0.25% 普鲁卡因中，在疖肿边缘外 2 ～ 3 cm 处行封闭治疗。

3）手术治疗

当脓肿已形成，表面变软，有波动感时，可切开引流，促使脓液及坏死组织排出。

2. 中医治疗

1）局部治疗

可用如意金黄膏涂擦患处，如意黄金膏具有清热解毒、消肿止痛之功效。或用金黄玉露散外擦，也可用三黄洗剂（同单纯性外阴炎）外洗或用黄柏煎水湿敷。

2）全身治疗

清热解毒，祛风消肿。可选用五味消毒饮：金银花、野菊花、蒲公英、紫花地丁、紫花天葵子，用水煎服。长久不愈，或形成疖肿者，可于上方加当归、赤芍以活血行滞；或加苦参、薏米以清热燥湿。

（五）预防与护理

保持外阴清洁，减少摩擦，忌辛辣、膏粱厚腻饮食，注意休息。初期避免挤压，积极治疗原发病，除去病因。

第二节　外阴瘙痒症

外阴瘙痒症也称外阴瘙痒，是妇科疾病中较常见的一种病症，也可发生于外阴完全正常者。在中医属"阴痒"之范畴。

一、病因病理

（一）西医病因病理

1.病因

1）慢性局部刺激

（1）有刺激性的阴道排液：如各种阴道炎、宫颈炎、正常妊娠或盆腔肿瘤等，均可因分泌物过多而引起外阴瘙痒。

（2）尿液刺激：糖尿、高酸度尿、尿失禁等尿液刺激可引起外阴瘙痒。

（3）直肠肛门的刺激：如蛲虫病。

（4）其他局部刺激因素：如阴虱、避孕器具或肥皂、各类香水、除臭剂、化纤内裤、汗液等均可引起外阴瘙痒。

2）全身因素

（1）系统性疾病：糖尿病或并发霉菌感染的患者可能也会出现外阴瘙痒。黄疸、尿毒症、重度贫血、维生素 A、B 族缺乏、恶性肿瘤等产生的异常代谢产物刺激皮肤可引起瘙痒。因此，外阴瘙痒可能是严重的全身性疾病的早期症状。

（2）变态反应：全身性或局部的变态反应可引起外阴瘙痒。某些药物、洗涤剂、化妆品等可能会导致免疫细胞（如嗜酸性粒细胞、T 细胞等）释放炎性介质，从而引起外阴瘙痒。

（3）精神性外阴瘙痒：由于精神因素所致的外阴瘙痒称为精神性外阴瘙痒。患者常感瘙痒严重，但找不到明显的全身或局部原因。多为老年妇女，可能与内分泌有关。

3）原发于外阴的疾病

（1）外阴静脉曲张：外阴静脉曲张可导致皮肤营养障碍和神经末梢兴奋性改变，从而引起瘙痒。

（2）外阴皮肤病：主要是外阴营养不良性病变，如硬化性萎缩性苔藓、增生型的神经性皮炎、慢性增生性外阴炎及混合型营养不良（增生与萎缩混合存在）等；其次是外阴皮肤常在全身性皮肤疾患中受波及，如银屑病、脂溢性皮炎等都可引起瘙痒。

2.病理

外阴瘙痒患者的外阴皮肤增厚，呈灰白色片状，常伴有抓伤。初期只有瘙痒，一般无病损，如继发感染，可出现渗出物。中期由于患者经常用手搔抓、摩擦，致使局部皮肤增厚。晚期皮肤可出现苔藓样硬化，呈灰白色，常发生在大阴唇上部，界限不清，呈大片状。

（二）中医病因病机

1.湿热下注

素体脾虚或饮食劳倦伤脾者，脾虚生湿，湿郁化热，湿热下注，遏于阴囊，浸渍阴部，而致阴痒。

2. 肝经湿热

忽视卫生，或久居阴湿之地，以致湿邪侵入阴部，发为阴痒；或情志不畅，肝郁脾虚，肝郁化火，脾虚生湿，湿热蕴郁生火，亦致阴痒。

3. 肝肾阴虚

素体肝肾不足或年老体虚者，精血亏损，或久病不愈，阴血不足，生风化燥，阴部肌肤失荣，发为阴痒。

二、临床表现

（一）辨病

1. 症状与体征

患者常表现为外阴瘙痒，严重时可波及肛门周围及大腿内侧，瘙痒可为阵发性或持续性，轻重不一，一般夜间较重，饮酒或食入刺激性食物后加重。外阴皮肤可出现抓伤、血痂、色素沉着、肥厚苔藓等改变，继发感染者可有脓性分泌物。

2. 辅助检查

行尿常规检查，排除糖尿病及泌尿系统疾病，对分泌物进行涂片检查，查是否存在霉菌和滴虫；行大便常规检查，查大便中有无蛲虫卵，如有条件可进行内分泌检查和免疫系统检查。

（二）辨证

1. 湿热下注证

外阴瘙痒，甚则坐卧不安，带下量多，色白或黄，质黏秽臭。心烦不眠，胸闷纳呆，大便不爽，小便短赤。舌质红，苔黄腻，脉滑数或濡数。

2. 肝经湿热证

外阴瘙痒，红肿疼痛，带下量多，色黄如脓，臭秽，心烦易怒，胸胁胀满，口苦咽干，大便干结，小便淋浊。舌质红，苔黄腻，脉弦数。

3. 肝肾阴虚证

外阴瘙痒，夜间尤甚，带下量少，质黏，阴部干涩；头痛，头晕眼花，心烦失眠，五心烦热，或烘热汗出，腰痛耳鸣。舌红少苔，脉细数，无力。

三、诊断与鉴别诊断

（一）诊断

外阴正常或仅有抓痕。瘙痒部位为阴蒂、大阴唇、小阴唇、会阴、肛门周围。多阵发性发作，也可为持续性发作且夜间加剧。如为霉菌或滴虫引起者，阴道分泌物多，检验结果可为阳性。如为糖尿病引起者，尿糖可呈阳性。

（二）鉴别诊断

1. 外阴湿疹

外阴湿疹多发生在大阴唇，亦可累及小阴唇及两侧大腿皱襞，常呈对称性分布，有灼热感及剧烈的瘙痒感，急性期外阴红肿，出现密集的小丘疹，很快变为丘疹或小水疱，搔抓后常继发感染，但愈后不留任何痕迹。

2. 外阴神经性皮炎

外阴神经性皮炎多见于老年妇女，好发于颈部、前臂、股内侧及外阴部，只发生于皮肤，不累及黏膜。初起时外阴出现圆形或多角形扁平疹，大如粟粒，互相密集，呈红褐色或灰白色，与正常皮肤界限清楚，表皮肥厚、粗糙，有少量鳞屑，日久呈苔藓样变化，常夏季较重，冬季较缓，病程长，且反复发作。

四、治疗措施

（一）西医治疗

1. 病因治疗

首先针对病因进行治疗，尽可能消除刺激因素。如为阴道炎所致则对症治疗阴道炎，如为糖尿病所致则积极治疗糖尿病，老年性瘙痒通过局部或全身雌激素治疗可好转。

2. 注意调整全身情况

针对患者具体情况，如内分泌失调、维生素缺乏及变态反应等进行调整。

3. 精神性外阴瘙痒治疗

根据患者性格倾向和发病诱因予以心理治疗与药物治疗相结合疗法，如给予镇静剂或安定剂以及抗组胺药物等。为防止夜间瘙痒加剧，保证充足睡眠，睡前可适当使用催眠镇静剂。

4. 局部治疗

1）一般护理

反复嘱咐患者务必尽力克制搔抓及摩擦患处等行为，否则，皮肤持久受到损害，可发生继发病变，不易痊愈。为防止局部刺激，应嘱患者穿着松软、大小合适的内裤，选择合适的被褥和衣物。养成良好的卫生习惯，保持局部清洁、干燥。

2）局部用药

局部用药以止痒、消炎、润肤和改善局部营养为目的。常用糖皮质激素及尿素霜剂。利用糖皮质激素的抗炎、抗过敏作用及对各种变态反应性病理过程的抑制作用，抑制前列腺素作用达到止痒、阻断瘙痒—搔抓循环的目的，以缓解病情。可用氟轻松软膏。尿素霜剂可用于干燥的老年皮肤或苔藓样硬化的皮肤。尿素是一种无毒不致敏的物质，能增加角质层与水的结合能力，使皮肤柔软，将尿素按10%～20%成分加入皮质激素霜内可治疗瘙痒，且较其他止痒剂更安全。

（二）中医治疗

1. 辨证施治

（1）湿热下注证：治宜清热利湿止痒。方用萆薢渗湿汤（或止带方）。萆薢 / 薏米、黄柏、土茯苓、丹皮、泽泻、通草、滑石，水煎服。

（2）肝经湿热证：治宜清热解毒，利湿止痒。方用龙胆泻肝汤（同非特异性外阴炎）。

（3）肝肾阴虚证：治宜滋阴养血，疏风止痒。方用知柏地黄汤加紫荆皮、防风、何首乌、当归、枸杞子。

2. 外洗方

（1）蛇床子散：蛇床子 30 g、苦参 30 g、明矾 30 g、川楝子 30 g、白藓皮 20 g、百部 15 g。阴肿有湿疹者加黄柏、地丁野菊花、蒲公英。水煎外洗，每日 1 次，7 ~ 10 d 为 1 个疗程。

（2）三黄洗剂：黄芩、黄连、黄柏各等份，水煎外洗，每日 1 次。

五、预防与护理

嘱患者保持外阴清洁、干燥，注意不要过食辛辣刺激食物。外阴冲洗时，不要用强酸强碱类药品，如高锰酸钾、浓肥皂水等。

第三节　外阴溃疡

外阴溃疡是以患者外阴皮肤溃烂、脓水淋漓为主要表现的妇科常见病，多见于外阴炎、结核、癌症早期的患者，约有 1/3 的外阴鳞状细胞癌（外阴癌）患者早期表现为外阴溃疡。临床分为急性外阴溃疡和慢性外阴溃疡两大类。急性外阴溃疡多为非接触传染性的良性溃疡，发病急，常见于青中年妇女，溃疡发展迅速，可伴有全身症状。慢性外阴溃疡多见于结核及癌症患者，发病缓慢，经久不愈。中医称之为"阴疮""阴蚀"。

一、病因病理

（一）西医病因病理

1. 急性外阴溃疡

急性外阴溃疡可见于非特异性外阴炎、外阴脓疱病及化脓性汗腺炎的患者。由于外阴部皮肤黏膜充血水肿，加上外阴部易受大小便刺激和行动摩擦，致使局部黏膜发生糜烂和溃疡。此外，HSV 感染和腹股沟淋巴结肉芽肿、梅毒等患者均可发生外阴溃疡。

2. 慢性外阴溃疡

慢性外阴溃疡可见于外阴结核和恶性肿瘤的患者。外阴结核罕见，偶可继发于严重的肺结核、胃肠道结核、内生殖器官结核、腹膜结核和胃结核，初起为局限的小结节，破溃后可形成浅溃疡。外阴肿瘤的早期患者可在大小阴唇、阴蒂和阴唇后联合处形成结节和溃疡，经久不愈。

（二）中医病因病机

1. 湿热下注证

情志抑郁，郁久化火，损伤肝脾。肝失疏泄，脾失健运，致湿热蕴结，循肝脉络阴器，气血凝聚，形成痒疮，日久破溃，脓水淋漓。或由于经期产后，阴户破损，耗伤正气，感染邪毒，邪毒与气血相搏，蕴结阴器，致气血凝滞，遂致本病。

2. 寒邪凝滞证

阳气空虚，或年老体弱被寒所伤，致气血凝滞不得外逐，邪气内陷于肌肉，久则发为阴疮。

二、临床表现

（一）辨病

1. 症状与体征

1）急性外阴溃疡

非特异性感染者：外阴灼热疼痛，排尿时症状加重，溃疡数目少且表浅，周围有明显的炎症浸润，伴有全身发热、不适等症状。HSV感染者：发病急，外阴疼痛明显，甚至剧烈，外阴黏膜充血水肿，溃疡大小不等，疮壁迅速破裂形成溃疡，伴有发热和腹股沟淋巴结肿大。性病性淋巴结肉芽肿者：一般无自觉症状，初期在阴唇系带或靠近尿道口处出现小疱疹，继之形成浅溃疡，短期内即消失，不留瘢痕。一至数周后伴有腹股沟淋巴结肿大的症状。少数患者可自愈，但多数患者患处会形成淋巴结脓肿，破溃后形成瘘管。

2）慢性外阴溃疡

结核性溃疡病变发展缓慢，初起常为一局限的小结节，不久即破溃成边缘软薄、不规则的浅溃疡，基底凹凸不平，表面覆盖以干酪样红苔。受尿液刺激和摩擦后，局部疼痛剧烈，溃疡经久不愈并向周围扩散。早期外阴癌患者亦可出现外阴溃疡，病灶多位于大小阴唇、阴蒂和阴唇后联合处，可取活组织做病理检查，以明确诊断。

2. 辅助检查

查血常规和红细胞沉降率。取分泌物进行镜检或培养，查找致病菌。必要时可取活组织做病理检查，以助诊断。

（二）辨证

1. 湿热下注证

初起为一硬结，红肿疼痛，很快破溃，脓水淋漓。胸胁胀满，心烦易怒，纳差乏力，口苦口干，发热恶寒，或经候不调，赤白带下。舌质红，苔薄，黄而腻，脉弦滑数。

2. 寒邪凝滞证

阴部硬结，日久破溃，脓水淋漓，久治不愈，阴部重坠不适。体倦乏力，或阴部寒冷，经行量少色暗。舌质淡，苔薄白，脉沉细无力。

三、诊断与鉴别诊断

（一）诊断

应根据病史及溃疡的特点进行诊断，必要时做分泌物涂片、培养、血清学检查等，以明确诊断。对急性外阴溃疡的患者，应注意检查其全身皮肤、眼及口腔黏膜等处有无病变。对久治不愈的患者，应取其病灶组织做活检，排除外阴结核及癌症。

（二）鉴别诊断

本病应与软下疳、性病性淋巴肉芽肿、生殖器疱疹、外阴结核、外阴癌溃疡等相鉴别。

1. 软下疳

软下疳的潜伏期较短，一般为 3 ~ 5 d。多处溃疡，不硬，易出血，剧痛，有脓性分泌物，渗出液培养可发现杜克氏嗜血杆菌。

2. 性病性淋巴肉芽肿

性病性淋巴肉芽肿初起多为小丘疹、小溃疡，大多可自愈。数周后可出现腹股沟淋巴结肿大、疼痛等症状，形成脓肿和瘘管。赖氏试验和补体结合试验均呈阳性结果。

3. 生殖器疱疹

生殖器疱疹的临床表现为生殖器及肛门皮肤散在或簇集小水疱，破溃后形成糜烂或溃疡，自觉疼痛，常伴腹股沟淋巴结肿痛、发热、头痛、乏力等全身症状。

4. 外阴结核

外阴结核常继发于其他部位结核，病灶开始多为局限性小结节，破溃后形成浅溃疡，基面高低不平，内含黄色干酪样分泌物，局部淋巴结肿大。伴有低热盗汗、全身乏力、消瘦等症状。取溃疡渗出液进行抗酸染色可找到结核分枝杆菌，采用厌氧培养和动物接种等方法均可找到结核分枝杆菌。

5. 外阴癌溃疡

外阴癌溃疡多表现为结节状或菜花状，经久不愈。病理检查可发现癌细胞。

四、治疗

（一）西医治疗

西医治疗主要包括：①局部治疗。对非特异性外阴炎引起瘙痒者，局部用抗生素软膏涂搽患处；对白塞氏病引起瘙痒者，局部应用新霉素软膏或 1% 硝酸银软膏。②抗生素治疗。全身应用抗生素，可选用青霉素肌内注射。对白塞氏病急性期患者可用皮肤类固醇激素，以缓解症状。③保持外阴清洁。避免摩擦外阴，注意休息和饮食。

（二）中医治疗

1. 辨证施治

（1）湿热下注证：治宜清热利湿。偏于肝经湿热，阴疮淋漓者，选用龙胆泻肝汤加白术、丹皮（同非特异性外阴炎）。偏于脾虚湿盛者可选用萆薢渗湿汤（同霉菌性外阴炎）。若气血凝滞，脓水淋漓，治宜活血化瘀、疏肝清热为主，方用桃红四物汤（《医宗金鉴》）。"阴疮"阴肿者，用四物汤加柴胡、栀子、龙胆草。

（2）寒邪凝滞证：治宜益气升阳，敛肌收口。方用托里消毒散（同前庭大腺炎）去白芷，倍加人参，以增强其益气之功。

2. 局部治疗

主要可用的药方有：①青黛散。黄连、黄柏、青黛各 15 g，元胡粉 1.5 g、冰片 0.5 g，混合研成细末撒在溃疡的基底部，每日 2～3 次。②樟丹、蛤粉、紫草各 10 g，冰片 2 g，混合研细末，用香油调匀外敷。③煨珍珠 5 g，黄柏 15 g，青黛、雄黄各 10 g，儿茶 5 g，冰片 1 g，研细末外敷。④外阴溃疡膏。新霉素、己烯雌酚、氢化可的松，加入凡士林制成软膏，用于外阴皲裂、溃疡。

3. 单验方

主要可用的药方有：①雄黄、甘油。将雄黄研末，高温消毒后加甘油，拌成糊状后涂于患处。②取生石膏、熟石膏各 500 g，冰片 25 g，黄连 100 g，黄丹适量。将黄连用开水浸泡 3 d，与石膏共研细末并混匀，用黄连水飞后阴干，再将其炒至桃红色，最后加入冰片共研细末。用清热解毒的中药外洗后，撒上本药末。③苦参、蛇床子各 18 g，黄柏 12 g，雄黄 3 g，白矾 5 g，蒲公英 30 g，花椒 10 g，水煎后清洗患处。

五、预防与护理

嘱患者保持外阴清洁，积极治疗原发病。急性期患者应卧床休息，多饮水，减少摩擦，注意消毒、隔离，并及早明确诊断。

第四节　前庭大腺炎

前庭大腺炎又称为巴氏腺炎，多发生于育龄期妇女。因其解剖部位的特点，在性交、分娩、经血等污染外阴时，易于被病原体侵入而引起前庭大腺炎。也可见于长时间乘坐汽车或火车的中老年妇女，因外阴部皮肤黏膜受到挤压和摩擦，致使局部损伤，出现炎症。前庭大腺炎属中医"阴疮""阴蚀""阴茧"的范畴。

一、病因病理

（一）西医病因病理

1. 病因

当全身抵抗力下降，外阴部受到性交、分娩、经血的刺激时，细菌易侵入，引起前庭大腺炎。主要病原体为葡萄球菌、大肠埃希菌、链球菌及肠球菌，多为混合感染，淋病奈瑟菌感染者较少见。

2. 病理

腺管呈急性化脓性变化，局部红、肿、热、痛。腺管口往往因肿胀或渗出物凝集而阻塞，脓液排出障碍。

（二）中医病因病机

七情郁火，损伤肝脾，湿热下注或摄生不慎，阴产破损，感染邪毒，致气血凝滞而成。分热毒蕴结、寒气凝滞两种。

1. 热毒蕴结

由于经期或产后，摄生不慎，或阴产损伤，感染邪毒，或湿热毒邪，蕴积于下，伏于肝经，与气血相搏，郁结成疮。

2. 寒气凝滞

为寒邪所伤，或久病不愈，痰湿凝结不化，气血凝滞，瘀滞于内，邪气不能外出，内陷于肌肉，或阳气素虚，寒邪入侵，气血失畅，寒邪与气血凝结成块而形成阴疮。

二、临床表现

（一）辨病

1. 症状

急性期局部红肿、疼痛，脓肿形成时则疼痛加剧。有时大小便困难，很少伴有发热、寒战。

2. 体征

检查可见大阴唇后 1/3 处红肿，有触痛性硬结。脓肿形成时，触痛明显，有波动感，皮肤发红变薄。有时脓肿自行破溃，脓汁流出后，炎症很快消退。如破口较小，脓流不畅，炎症持续不消，可反复急性发作。

3. 辅助检查

实验室检查示白细胞总数及白细胞分类计数增高。对于前庭大腺炎患者，可取开口处分泌物镜检或做细菌培养，查找病原菌，排除淋菌感染。

（二）辨证

1. 热毒蕴结证

起初为一侧或双侧突然肿胀、疼痛，行动不便。肿处高起，形如蚕茧，不易消退。3～5 d 脓液形成，并向大阴唇内侧黏膜处破溃。溃后脓多臭秽，一般 5～7 d 可收口愈合，也有反复发作而形成窦道的。在疾病发展过程中，患者会出现恶寒发热、口干纳少、大便秘结、小便短赤，舌苔黄腻，脉沉数等症。

2. 寒气凝滞证

肿块呈囊性，皮色不变，经久不消。囊肿小者无自觉症状。囊肿大者阴部可有坠胀感，或日久溃烂、瘙痒、出血。脓水淋漓，疮久不敛。可伴有全身乏力、纳谷不香、心情烦躁、舌质淡、苔黄腻、脉细软无力等症。

三、诊断与鉴别诊断

（一）诊断

前庭大腺炎患者多表现为一侧外阴红肿、疼痛。形成脓肿时，疼痛剧烈，可伴发热等全身症状。一侧大阴唇下方可有红肿、触痛、硬块，脓肿形成以后可有波动感，触痛加剧。

（二）鉴别诊断

前庭大腺炎应与外阴疖肿相鉴别。疖肿初起时位置较浅，后逐渐在根部形成硬结，由顶端开始化脓，脓排出后，脓腔不大，炎症迅速减轻。

四、治疗

（一）西医治疗

（1）一般治疗：急性期应嘱患者卧床休息，保持外阴清洁，局部冷敷。

（2）抗感染治疗：可将青霉素、甲硝唑联合应用，或口服消炎药。

（3）手术治疗：如脓肿已形成，应切开排脓。切口应在小阴唇内侧表皮最薄处，宜纵行切开，切口要大，使脓液充分流出。排脓后，腔内填塞浸有甲硝唑液的纱布条，次日起用甲硝唑液冲洗，并更换纱布条，每日 1～2 次，待脓腔变浅后，改为 1：5 000 高锰酸钾溶液坐浴。

（二）中医治疗

1. 辨证施治

（1）热毒蕴结证：治宜清热解毒，凉血化瘀。方用五味清毒饮（见非特异性外阴炎）加乳香、没药化瘀止痛，丹皮、赤芍凉血化瘀，共达清热解毒、化瘀排脓之功效。如脓肿已形成，伴高热症状者可选用仙方活命饮（《校注妇人良方》）：银花、甘草、穿山甲、皂角刺、当归尾、赤芍、乳香、没药、天花粉、陈皮、防风、贝母、白芷，解毒祛风，化瘀排脓。

（2）寒邪凝滞证：治宜温经散寒、益气养血，托毒外出。方用阳和汤（《外科全生集》）：熟地黄、白芥子、鹿角胶、姜炭、麻黄、肉桂、生甘草，水煎服。脓肿破溃、经久不敛、神疲体倦、纳谷不香者，可用托里消毒散（《外科正宗》）：人参、当归、白芍、白术、黄芪、甘草、茯苓、银花、白芷、皂角刺、桔梗，以扶正祛邪，解毒消肿。气虚体弱者上方去白芷，增加人参用量。疮久不愈、体倦乏力、心悸失眠者，方用归脾汤（《校注妇人良方》）：白术、茯苓、黄芪、桂圆肉、酸枣仁、人参、木香、当归、远志、甘草、生姜、大枣，加柴胡、丹皮、栀子以补气健脾，养血活血，促进疮口收敛。疮久不愈、体倦乏力、气虚下陷者，方用补中益气汤（《脾胃论》）：人参、黄芪、甘草、当归、陈皮、升麻、柴胡、白术，加栀子、丹皮以益气养血，排毒外出。

2. 局部用药

（1）取金黄散、生大黄、黄柏、片姜黄、白芷各 10 g，南星、陈皮、苍术、厚朴、甘草各 4 g，天花粉 24 g，共研末，用酒或香油调敷，具有清热除湿、解毒散瘀之功效。

（2）取野菊花、龙胆草各 15 g，紫花地丁、蒲公英各 30 g，赤芍 9 g，水煎先熏后洗，每日 2 次，适用于外阴红肿者。

五、预防与护理

加强心理卫生教育，指导患者加强体育锻炼，增强抵抗力。嘱患者保持外阴清洁，勤换内裤，性生活要有节制。急性期要注意休息和饮食。避免挤压和摩擦外阴，饮食宜清淡，忌食辛辣刺激性食物及油腻食物。

第五章 妊娠疾病

第一节 妊娠剧吐

妇女在妊娠 6 周左右出现头晕、嗜睡、乏力、偏食、食欲减退、轻度恶心及呕吐等症状，称为早孕反应。因恶心、呕吐多在清晨空腹时较严重，故又称为"晨吐"。早孕反应一般对生活与工作影响不大，不需特殊治疗，多在妊娠 12 周前后自然消失。少数孕妇早孕反应严重，恶心、呕吐频繁，不能进食，影响身体健康，甚至威胁孕妇生命时，称为"妊娠剧吐"。中医学称之为"妊娠恶阻"，也称为"子病""病儿"等。

一、病因病理

（一）西医病因病理

1. 病因

妊娠剧吐的病因至今还不十分清楚。有研究表明，早孕反应发展和消失的过程恰与孕妇血 hCG 值上升和下降的时间相吻合；葡萄胎、多胎妊娠的孕妇，血中 hCG 值显著增高，早孕反应亦较重，甚至发生妊娠剧吐；而且在妊娠终止后，症状立即消失，因而目前多认为妊娠剧吐与血中 hCG 水平增高关系密切。但症状的轻重在个体间的表现差异很大，不一定和 hCG 水平成正比。临床上观察到有些神经系统功能不稳定、精神紧张的孕妇也容易发生妊娠剧吐，说明本病可能与大脑皮质及皮层下中枢功能失调，致使下丘脑自主神经系统功能紊乱有关。

2. 病理

严重呕吐会引起水及电解质紊乱。持续性呕吐所致的胃液损耗会使 K^+、Na^+、Cl^- 等丢失，造成脱水、电解质紊乱。病情严重的患者不能进食，机体会动用脂肪组织供给能量，导致脂肪代谢中间产物酮体积聚，引起代谢性酸中毒。患者会出现明显消瘦、极度疲乏、口唇干裂、皮肤干燥、眼窝凹陷及尿量减少等症状。实验室检查示血红蛋白及白细胞比容升高。患者可因肝、肾功能受损出现黄疸、血胆红素和转氨酶升高、尿素氮和肌酐增高、尿蛋白和管型。严重者可出现嗜睡、意识模糊、谵妄甚至昏迷、死亡。

（二）中医病因病机

本病的主要机理是"冲气上逆，胃失和降"，常见病因病机有胃虚、肝热、痰滞等。

1. 胃虚

孕后经血停闭，血聚冲任养胎，冲脉气盛，冲脉隶于阳明，若胃气素虚，冲气夹胃气上逆，胃失和降，而致恶心呕吐。

2. 肝热

平素性躁多怒，肝郁化热，孕后血聚养胎，肝血更虚，肝火愈旺，且冲脉气盛，冲脉附于肝，肝脉夹胃贯膈，冲气夹肝火上逆犯胃，胃失和降，遂致恶心呕吐。

3. 痰滞

脾阳素虚，痰饮内停，孕后经血雍闭。冲脉气盛，冲气夹痰饮上逆，以致恶心呕吐。

二、临床表现

（一）辨病

1. 症状与体征

患者呕吐发作频繁、厌食，出现全身乏力、精神萎靡、明显消瘦、全身皮肤和黏膜干燥、眼窝凹陷、体重下降。严重者出现血压降低、体温升高、黄疸、嗜睡和昏迷。

2. 辅助检查

辅助检查主要包括：①尿妊娠试验阳性，尿酮体阳性，尿比重升高，尿蛋白和管型。②血钾浓度、血钠浓度、血氯浓度及二氧化碳结合力均降低。尿酸、尿素氮、尿素均升高。胆红素升高，谷丙转氨酶升高。③心电图。低血钾者出现 T 波低平增宽，S-T 段下降，QT 间期延长，出现 U 波。④眼底检查发现视网膜出血。

3. 并发症

妊娠剧吐的并发症主要包括：①低钾血症。是由于严重呕吐造成电解质平衡失调所致，应严密观察、及时治疗，否则会影响患者生命。②甲状腺功能亢进。妊娠后 hCG 水平升高，由于 hCG 与促甲状腺激素（TSH）的 β 亚单位化学结构相似，可刺激甲状腺分泌甲状腺激素，继而反馈性抑制 TSH 水平，故 60% ~ 70% 的妊娠剧吐孕妇可出现短暂的甲状腺功能亢进，常为暂时性，一般无须使用抗甲状腺药物，甲状腺功能通常在孕 20 周恢复正常。③食管黏膜裂伤或食管出血。是由于严重妊娠呕吐损伤食管黏膜，使之破裂出血，可发生在胃、食管交界靠近贲门端，称为马洛里－魏斯（Mallory-Weiss）综合征。严重者可出现食管穿孔，表现为剧吐、呕吐、胸痛，需急症手术治疗。④ Wernicke 脑病。一般在妊娠剧吐持续 3 周后发病，为严重呕吐引起维生素 B_1 严重缺乏所致。临床表现为眼球震颤、视力障碍、步态和站立姿势受影响，可发生木僵或昏迷甚至死亡。

（二）辨证

（1）胃虚证：妊娠早期恶心、呕吐，吐出食物，甚则食入即吐。脘腹胀闷，不思饮食，头晕体倦，怠惰嗜睡。舌淡，苔白，脉缓滑无力。

（2）肝热证：妊娠早期呕吐酸水或苦水，胸胁满闷，嗳气叹息，头晕目眩，口苦咽干，渴喜冷饮。便秘溲赤。舌红，苔黄燥，脉弦滑数。

（3）痰滞证：妊娠早期呕吐痰涎，胸膈满闷，不思饮食。口中淡腻。头晕目眩，心悸气短。舌淡胖，苔白腻，脉滑。

三、诊断与鉴别诊断

（一）诊断

根据病史、临床表现及妇科检查，诊断并不困难。首先需确定是否为妊娠，并排除葡萄胎引起剧吐的可能。

（二）鉴别诊断

1. 与妊娠合并病毒性肝炎的鉴别

急性病毒性肝炎患者往往有与肝炎患者密切接触史，接受输血、注射血制品的病史。恶心、呕吐、食欲减退的同时伴有厌油腻、腹胀腹泻及肝区痛，有的还表现为高热、黄疸。体格检查示肝大，有压痛。肝功能、HBV 表面抗原、血清胆红素等检查等可资鉴别。

2. 与妊娠急性胆囊炎的鉴别

急性胆囊炎患者可有饱餐史，表现为右上腹绞痛，向右肩放射，伴有恶心、呕吐，并可出现高热、寒战。体格检查示右上腹肌紧张，反跳痛。实验室检查示白细胞增多等。

3. 与妊娠合并急性胰腺炎的鉴别

急性胰腺炎患者可有饱食或饮酒史，表现为突然上腹剧痛，向左肩或腰部放射，伴有恶心呕吐、发热等。血清淀粉酶测定有诊断意义。

4. 与妊娠合并急性阑尾炎的鉴别

急性阑尾炎患者的疼痛多开始于脐周或中上腹部，伴有恶心、呕吐，随后腹痛转移到右下腹，有压痛及反跳痛，伴肌紧张，并可出现体温升高和白细胞增多。

四、治疗

（一）西医治疗

应嘱患者先禁食 2 ~ 3 d，为其每日静脉滴注葡萄糖液及葡萄糖盐水共 3 000 mL。在液体中加入氯化钾、维生素 C，同时肌内注射维生素 B。合并有代谢性酸中毒者，应根据血二氧化碳结合力值或血气分析结果，静脉滴注碳酸氢钠溶液，每日尿量应至少为 1 000 mL。一般经上述治疗 2 ~ 3 d 后，患者病情可迅速好转。呕吐停止后，可以试进饮食。若进食量不足，应适当补足。经上述治疗，若病情不见好转，体温增高（达 38℃），心率＞ 120 次 /min 或出现黄疸，眼底出血或视网膜炎，出现精神症状，神昏、谵语，甚至昏迷者，应考虑终止妊娠。

（二）中医治疗

1. 胃虚证

治宜健胃和中，降逆止呕。方用香砂六君子汤（《古今名医方论》）：人参、白术、茯苓、甘草、半夏、陈皮、木香、砂仁、生姜。脾胃虚寒者，酌加丁香、白豆蔻，以增强温中降逆之力；若吐甚伤阴，症见口干便秘者，宜去木香、砂仁、茯苓等温燥或淡渗之品，酌加玉竹、麦冬、石斛、胡麻仁等养阴和胃。

2. 肝热证

治宜清肝和胃，降逆止吐。方用加味温胆汤（《医宗金鉴》）：陈皮、制半夏、茯苓、甘草、枳实、竹茹、黄芩、黄连、麦冬、芦根、生姜。呕甚伤津、五心烦热、舌红口干者，酌加石斛、玉竹、麦冬，以养阴清热；便秘者，酌加胡麻仁润肠通便。

3. 痰滞证

治宜化痰除湿，降逆止呕。方用青竹茹汤（《济阴纲目》）：竹茹、橘皮、白茯苓、半夏、生姜。脾胃虚弱、痰湿内盛者，酌加苍术、白术健脾燥湿。兼寒者，症见呕吐清水，形寒肢冷，面色苍白，宜加丁香、白豆蔻，以温中化痰，降逆止吐；夹热者，症见呕吐黄水，头晕心烦，喜食酸冷，酌加黄芩、知母、前胡，或用芦根汤（芦根、竹茹、陈皮、麦冬、前胡），以祛痰浊，清邪热。

第二节　流产

妊娠不足 28 周，胎儿体重不足 1 000 g 而终止妊娠者，称为流产。流产发生于妊娠 12 周前者，称为早期流产，发生在妊娠 12 周至不足 28 周者，称为晚期流产。与同一性伴侣连续发生 3 次及 3 次以上的自然流产，称为复发性流产。流产属中医胎动不安、堕胎、滑胎等范畴，是妇科常见病之一。

一、病因病理

（一）西医病因病理

1. 病因

1）基因缺陷

胚胎或胎儿染色体异常是早期流产最常见的原因，占 50% ~ 60%，多为染色体数目异常（以三体最多见，其次为 X 单体，三倍体及四倍体少见），其次为染色体结构异常（如染色体断裂、倒置、缺失和易位等）。

2）环境因素

影响生殖功能的外界不良因素很多，可以直接或间接对胚胎或胎儿造成损害。过多接触某些有害的化学物质（如砷、铅、苯、甲醛、氯丁二烯、氧化乙烯等）和物理因素（如放射线、噪声及高温等），均可引起流产。

3）母体因素

母体因素主要包括：①内分泌失调。黄体功能不足往往影响胎膜、胎盘，导致流产。甲状腺功能减退者，也可能因胚胎发育不良而流产。②生殖器官疾病。子宫畸形（如双子宫纵隔子宫及子宫发育不良等）、盆腔肿瘤（如子宫肌瘤等）等均可影响胎儿的生长发育而导致流产。宫颈内口松弛或宫颈重度裂伤者，易因胎膜早破发生晚期流产。③全身性疾病。全身性疾病如严重感染、高热等可引起子宫收缩而致流产。细菌毒素或病毒（如 HSV、巨细胞病毒等）通过胎盘进入胎儿血液循环，使胎儿死亡而导致流产。此外，孕妇患严重贫血或心力衰竭可致胎儿缺氧，也可能引起流产。孕妇患慢性肾炎或高血压，可能发生胎盘梗死而引起流产。④创伤。妊娠期，特别是妊娠早期时行腹部手术或妊娠中期受到外伤，可刺激子宫收缩而引起流产。

2. 病理

1）早期流产

早期流产时胚胎多数先死亡，随后发生底蜕膜出血，造成胚胎的绒毛与胎膜层分离，已分离的胚胎组织如同异物，引起子宫收缩而被排出。有时也可能胎膜海绵层先出血坏死或有血栓形成，使胎儿死亡，然后排出。8 周以内妊娠时，胎盘绒毛发育尚不成熟，与子宫胎膜联系还不牢固，此时流产妊娠产物多数可以完整地从子宫壁分离而排出，出血不多。妊娠 8～12 周时，胎盘绒毛发育茂盛，与胎膜联系较牢固，此时若发生流产，妊娠产物往往不易完整分离并排出，常有部分组织残留宫腔内影响子宫收缩，致使出血较多。

2）晚期流产

妊娠 12 周时，胎盘已完全形成，流产时往往先有腹痛，然后排出胎儿、胎盘。有时由于底蜕膜反复出血，凝固的血块包绕胎块，形成血样胎块稽留于子宫腔内。血红蛋白因时间长久被吸收形成内样胎块，或纤维化与子宫壁粘连。偶有胎儿被挤压，形成纸样胎儿，或胎儿钙化后形成石胎。

（二）中医病因病机

1. 胎元方面

夫妇之精气不足，两精虽能结合，但胎元不固，或胎元有缺陷，胎多不能成实而易胎堕。

2. 母体方面

1）肾气虚弱

素体肾虚，或孕后房事不节，肾气耗伤，肾虚冲任不固，胎失所系，以致堕胎、小产。

2）气血不足

平素气血虚弱，或孕后脾胃受损，化源不足，气虚不能载胎，血虚不能养胎，胎元不固，以致堕胎、小产。

3）热病伤胎

摄生不慎，感受时疫邪毒，入里化热，热扰冲任，损伤胎元，以致堕胎、小产。

4）跌仆伤胎

孕期跌仆闪挫，或劳力过度，气血紊乱，损伤冲任，或直接伤及胎元，以致堕胎、小产。

二、临床表现

（一）辨病

按自然流产发展的不同阶段，分为以下临床类型。

1. 先兆流产

先兆流产常发生于妊娠 28 周前，表现为少量阴道流血，量比月经量少，有时伴有轻微下腹痛、腰痛、腰坠。妇科检查：子宫大小与停经周数相符，宫颈口未开，胎膜未破，妊娠产物未排出。有希望继续妊娠者，经休息及治疗后，若流血停止或腹痛消失，妊娠可继续进行；若流血增多或腹痛加剧，则可能发展为难免流产。

2. 难免流产

难免流产指流产已不可避免。由先兆流产发展而来，表现为阴道流血量增多，阵发性腹痛加重或出现阴道流液（胎膜破裂）。妇科检查：子宫大小与停经周数相符或略小，宫颈口已扩张，但组织尚未排出，晚期难免流产还可有羊水流出或见胚胎组织或胎囊堵塞于宫口内。

3. 不全流产

不全流产指妊娠产物已部分排出体外，尚有部分残留于宫腔内，由难免流产发展而来。由于宫腔内残留部分妊娠产物，影响子宫收缩，致使阴道流血持续不止，严重时可因流血过多而发生失血性休克。妇科检查：一般子宫小于停经周数，宫颈口已扩张，不断有血液自宫颈口内流出，有时尚可见胎盘组织堵塞于宫颈口或部分妊娠产物已排出于阴道内，而部分仍留在宫腔内，有时宫颈口已关闭。

4. 完全流产

完全流产指妊娠产物已全部排出，阴道流血逐渐停止，腹痛随之消失。妇科检查：宫颈口已关闭，子宫接近正常大小或略大。

此外，流产有 3 种特殊情况。

1. 稽留流产

稽留流产又称过期流产，指胚胎或胎儿已死亡，滞留在宫腔内尚未自然排出者。胚胎或胎儿死亡后，子宫不再增大反而缩小，早孕反应消失。若已至妊娠中期，孕妇腹部不见增大，胎动消失。妇科检查：子宫小于停经周数，宫颈口关闭，质地不软，听诊不能闻及胎心。

2. 复发性流产

习惯性流产指自然流产连续发生 3 次或以上者。每次流产多发生于同一妊娠月份，其临床经过与一般流产相同。近年国际上常用复发性自然流产取代习惯性流产，指与同一性伴侣连续发生 3 次及 3 次以上的自然流产。复发性流产大多数为早期流产，少数为晚期流产。早期复发性流产的常见原因为胚胎染色体异常、免疫功能异常、黄体功能不全、甲状腺功能减退等；晚期复发性流产的常见原因为子宫解剖异常、自身免疫异常、血栓前状态等。

3. 流产合并感染

流产过程中，若阴道流血时间过长、有组织残留于宫腔内或非法堕胎等，有可能引起宫腔内感染。严重时感染可扩展到盆腔、腹腔乃至全身，并发盆腔炎、腹膜炎、败血症及感染性休克等，称为流产合并感染。

（二）辨证

1. 胎动不安（先兆流产）

1）肾虚证

孕期阴道少量流血，色淡。腰酸腹坠痛。或屡孕屡堕，头昏耳鸣，小便频数，夜尿多。舌质淡苔白，脉沉而弱，双侧尺脉细弱乏力。

2）气血虚弱证

孕期阴道少量流血，色淡红质稀薄，腹痛。神疲乏力，面色㿠白或萎黄，心悸气短。舌质淡，苔薄白，脉细滑。

3）血热证

孕期阴道流血，色鲜红或腰腹坠胀作痛，心烦不安，手心烦热，口干咽燥，小便短赤，大便秘结。苔黄燥，脉滑数。

4）跌打伤胎证

妊娠外伤，腰酸腹坠胀，阴道流血。舌质正常，脉滑无力。

2. 堕胎、小产

堕胎属早期流产，小产为晚期流产。妊娠早期或中期出现阴道流血量多，色红有块，小腹坠胀或有胎块排出，或有羊水流出，甚至大出血。心悸气短，烦闷不适。舌质紫暗，脉滑或涩。

3. 胎死不下

1）气血虚弱证

胎死腹中，腹痛或有冷感，少量不规则阴道流血，精神疲倦，面色苍白，气短懒言，或有口臭。舌淡暗，苔白腻，脉虚大而涩。

2）血瘀证

妊娠胎动停止，阴道流血。色紫黑，腹痛口臭，面色暗，口唇色青。舌紫暗脉涩。

4. 滑胎

屡孕屡堕，月事或有不调，或滑胎后又难再孕。体质虚弱，腰膝酸软，面部暗斑，夜尿频。苔薄白，舌质淡嫩，脉沉弱。

三、诊断与鉴别诊断

（一）诊断

1. 病史

询问患者有无停经史和反复流产史；有无早孕反应、阴道流血，阴道流血的量及持续时间；有无阴道排液及妊娠产物排出；有无腹痛，腹痛部位、性质、程度；有无发热、阴道分泌物性状及有无臭味等。

2. 体格检查

测量体温、脉搏、呼吸、血压；注意有无贫血及感染征象。消毒外阴后行妇科检查，注意宫颈口是否扩张，羊膜囊是否膨出，有无妊娠物堵塞宫颈口；子宫大小与停经周数是否相符，有无压痛；双侧附件有无压痛、增厚或包块。操作应轻柔。

3. 辅助检查

（1）实验室检查：连续测定血 $\beta-hCG$、胎盘生乳素（HPL）、孕激素等动态变化，有助于妊娠诊断和预后判断。

（2）超声显像：超声显像可显示有无胎囊、胎动、胎心等，从而可诊断并鉴别流产及其类型，指导正确处理。

4. 宫颈机能不全的诊断

因宫颈先天发育异常或后天损伤所造成的宫颈功能异常而无法维持妊娠，最终导致流产，称之为宫颈机能不全。主要根据病史、超声检查和临床表现做出诊断。

（二）鉴别诊断

1. 葡萄胎

停经后阴道流血为葡萄胎患者最常见的症状。患者多于停经 8 ~ 12 周开始出现不规则阴道流血，量多少不定。若出血时间长又未及时治疗，可导致贫血和感染。子宫异常增大、变软。妊娠剧吐出现时间较正常妊娠早，症状严重且持续时间长。患者可出现水肿、高血压、蛋白尿等子痫前期征象，以及阵发性下腹痛、心动过速、皮肤潮湿和震颤等症状。患者的血 hCG 明显高于正常孕周相应值且持续不降或超出正常妊娠水平。超声检查示子宫大于相应孕周，无妊娠囊或胎心搏动，宫腔内充满不均质密集状或短条状回声，呈"落雪状"，水泡较大时则呈"蜂窝状"。

2. 异位妊娠

异位妊娠以输卵管妊娠最为常见（占 95%），患者多有 6 ~ 8 周停经史，腹痛是输卵管妊娠患者的主要症状，当发生输卵管妊娠流产或破裂时，患者多表现为突感一侧下腹部撕裂样疼痛，常伴有恶心、呕吐，有时可出现肛门坠胀感。患者常有不规则阴道流血，色暗红或深褐，量少，呈点滴状，一般不超过月经量。子宫稍大、变软，小于停经月份。有些患者下腹可触及包块。超声检查示宫腔内未探及妊娠囊。异位妊娠者虽然尿妊娠试验多为阳性，但其体内 hCG 水平较宫内妊娠低。患者阴道后穹隆常饱满，可有宫颈举痛或摇摆痛。对于疑有腹腔内出血的患者，经阴道后穹隆穿刺可抽出暗红色不凝固血液。内出血多时，子宫有漂浮感。

3. 子宫肌瘤

子宫肌瘤常见于 30 ~ 50 岁的妇女，多无明显症状，常在体检时发现。常见症状有经量增多及经期延长、下腹包块、白带增多以及尿频、排尿增多、尿潴留等压迫症状，有时还可出现下腹坠胀，腰酸背痛。患者多无停经史及早孕反应，尿妊娠试验阴性，子宫大且硬，超声检查可协助其诊断。

4. 异常子宫出血

无排卵性异常子宫出血患者常表现为月经紊乱，即失去正常月经周期和出血自限性，出血间隔长短不一，出血量多少不一；排卵性异常子宫出血患者常有月经频发、经期延长或月经过多等表现。患者虽有停经史，但出血时无腹痛，无早孕反应，尿妊娠试验为阴性，子宫大小正常。

四、治疗

（一）西医治疗

1. 先兆流产

（1）一般治疗：嘱患者卧床休息，禁止性生活，减少不必要的妇科内诊检查。

（2）药物治疗：黄体功能不全者可肌内注射黄体酮 20 mg，每日 1 次，或口服孕激素制剂；甲状腺功能减退者可口服小剂量甲状腺片；经治疗，若出血停止，超声检查提示胚胎存活，可继续妊娠。若临床症状严重，超声检查发现胚胎发育不良，hCG 持续不升或下降，表明流产不可避免，应终止妊娠。

2. 难免流产

难免流产及不全流产患者一经确诊，应尽早使胚胎及胎盘组织完全排出。对于早期流产者，应及时行清宫术，仔细检查妊娠产物并将其送病理检查。对于晚期流产者，可先肌内注射缩宫素 5 U，每半小时 1 次，共 4 ~ 6 次；或将缩宫素加入 5% 葡萄糖注射液 500 mL 中静脉滴注，宫口开大时可行钳刮。出血多伴有休克者，应在纠正休克（输血、输液）的同时进行清宫。

3. 不全流产

不全流产者一经确诊，应尽快行刮宫术或钳术，清除宫腔内残留组织。阴道大量流血伴休克者，应同时输血、输液，并给予抗生素预防感染。

4. 完全流产

流产症状消失，超声检查证实宫腔内无残留妊娠物者，若无感染征象，一般无须特殊处理。

5. 稽留流产

稽留流产处理较困难,应在有充分准备的情况下及时清宫。术前完善血常规、血小板计数及凝血功能等相关检查,并做好输血准备。凝血功能正常者,可先给予雌激素类药物口服 3 ~ 5 d,以提高子宫肌对缩宫素的敏感性。子宫 < 12 孕周者,可行刮宫术,术中肌内注射缩宫素,以减少出血,术中应特别小心,防止穿孔。如一次不能刮净,可于 5 ~ 7 d 后再次刮宫;子宫 ≥ 12 孕周者,可使用米非司酮加米索前列醇,或静脉滴注缩宫素(将 5 ~ 10 U 缩宫素加于 5% 葡萄糖液内),促使胎儿、胎盘排出。若患者出现凝血功能障碍,应尽早使用肝素及输注新鲜血、血浆、纤维蛋白原等,待患者凝血功能好转后,再行引产或刮宫。

6. 复发性流产

有复发性流产的妇女,应在受孕前进行必要检查,包括卵巢功能检查、夫妻双方染色体检查与血型鉴定及精液检查。女方还需进行生殖器官的详细检查,包括有无子宫肌瘤、宫腔粘连,并行子宫输卵管造影及子宫镜检查,以确定子宫有无畸形与病变以及检查有无宫颈机能不全等。宫颈机能不全者可于妊娠 12 ~ 14 周行预防性宫颈内口环扎术,术后应定期随诊,于妊娠 37 周或以后拆除环扎的缝线。环扎术后有阴道流血、宫缩等流产征象,经治疗无效者,应及时拆除缝线,以免造成宫颈撕裂。

嘱患者在上次流产后避孕 1 年,于受孕前后口服维生素 E 20 ~ 30 mg/d。原因不明的复发性流产妇女,当有妊娠征兆时,可按黄体功能不足给予黄体酮治疗,每日 10 ~ 20 mg,肌内注射,或 hCG 3 000 U,隔日肌内注射 1 次。确诊妊娠后继续给药,直至妊娠 10 周或超过以往发生流产的月份,并嘱其卧床休息,禁止性生活,补充维生素 E 及给予心理治疗,以解除其紧张、焦虑等情绪。

甲状腺功能减退者应在孕前及整个孕期补充甲状腺素。夫妇双方染色体异常者,应在妊娠前进行遗传咨询,确定是否可以妊娠。一旦妊娠,应及时进行产前检查,发现异常就应终止妊娠。如有阴道纵隔和双角子宫,应在妊娠前行手术矫正。子宫肌瘤应手术摘除,术后避孕 1 年。阴道内细菌培养阳性者,应按药敏抗菌治疗,每次治疗 10 ~ 14 d,直至宫颈排出物细菌培养阴性。为防止再感染,性交时应采用阴茎套。

7. 流产合并感染

流产合并感染的治疗原则为积极控制感染的同时尽快清除宫内残留物。若阴道流血不多,可先应用广谱抗生素 2 ~ 3 d,待感染控制后再行刮宫,清除宫腔残留组织以止血。若阴道流血量多,可在静脉滴注广谱抗生素和输血的同时,用卵圆钳将宫腔内残留大块组织夹出,使出血减少,切不可用刮匙全面搔刮宫腔,以免造成感染扩散。术后应继续使用广谱抗生素,待感染控制后再行彻底刮宫治疗。若感染严重或盆腔脓肿形成,应行手术引流,必要时切除子宫。

（二）中医治疗

（1）肾气虚弱证：治宜固肾安胎，佐以益气。方用寿胎丸（《医学衷中参西录》）：桑寄生、菟丝子、续断、阿胶。

（2）气血不足证：治宜补气养血，固肾安胎。方用胎元饮（《景岳全书》）：人参、当归、杜仲、芍药、熟地、白术、炙甘草、陈皮。

（3）热病伤胎证：治宜滋阴清热，养血安胎。方用保阴煎（《景岳全书》）：生地黄、熟地黄、芍药、山药、续断、黄芩、黄柏、甘草，加苎麻根。

（4）跌仆伤胎证：治宜补气和血安胎。方用圣愈汤（《医宗金鉴》）：生地黄、熟地黄、川芎、人参、当归、黄芪、白芍。阴道出血多者加女贞子、旱莲草、仙鹤草；腰酸者加菟丝子、杜仲、续断；恶心、呕吐者加竹茹、苏梗。

五、预防与护理

积极查找病因，嘱患者一旦有流产先兆，应卧床休息，避风寒，慎起居，禁止同房3个月。减少不必要的妇科检查，消除患者紧张情绪。嘱患者增加营养，保持大便通畅。医护人员应注意患者有无腹痛、腰痛、阴道出血等症状，若患者出血量超过月经量，有组织样物排出，腹痛加剧，应尽快终止妊娠。对感染性流产者，应观察其体温、白细胞计数及阴道分泌物情况。

第三节　异位妊娠

当受精卵于子宫体腔以外着床时，称为异位妊娠，习称宫外孕。异位妊娠是妇科常见的急腹症之一，若不及时诊断和积极抢救，可危及生命。在异位妊娠中，输卵管妊娠最为常见，占异位妊娠的95%左右。本节主要阐述输卵管妊娠。

一、病因病理

（一）西医病因病理

1.病因

1）输卵管炎症

输卵管炎症可分为输卵管黏膜炎和输卵管周围炎，两者均为输卵管妊娠的常见病因。严重的输卵管黏膜炎可引起管腔完全堵塞而致不孕；炎症轻时尽管管腔未完全堵塞，但黏膜皱褶发生粘连，管腔变窄，或纤毛缺损，影响受精卵在输卵管内正常运行，使受精卵中途受阻而在该处着床。输卵管周围炎病变主要发生在输卵管的浆膜层或浆肌层，常造成输卵管周围粘连，输卵管扭曲，管腔狭窄，管壁肌蠕动减弱，影响受精卵的运行。

2）输卵管发育不良或功能异常

输卵管过长、肌层发育差、黏膜纤毛缺乏、双输卵管、输卵管憩室或有输卵管副伞等，均可造成输卵管妊娠。输卵管功能（包括蠕动、纤毛运动以及上皮细胞的分泌）受雌、孕激素的调节，若调节失败，则会影响受精卵的正常运行。此外，精神因素也可引起输卵管痉挛和蠕动异常，干扰受精卵的运送。

3）输卵管手术史

输卵管成形术、输卵管吻合术、输卵管妊娠保守性手术及输卵管绝育手术等，均可增加受精卵着床于输卵管的可能性。

4）受精卵游走

卵子在一侧输卵管受精，受精卵经宫腔或腹腔进入对侧输卵管称为受精卵游走。由于移动时间过长，受精卵发育增大，故在对侧输卵管内着床形成输卵管妊娠。

5）放置宫内节育器

随着宫内节育器（IUD）的广泛应用，异位妊娠发生率增高，其原因可能是由于使用 IUD 后的输卵管炎。

6）其他

输卵管周围肿瘤，如子宫肌瘤或卵巢肿瘤的压迫，有时会影响输卵管管腔的通畅性，使受精卵运行受阻。子宫内膜异位症可增加受精卵着床于输卵管的可能性。

2. 病理

1）输卵管妊娠的变化与结局

输卵管管腔狭小、管壁薄且缺乏黏膜下组织，肌层远不如子宫肌壁厚与坚韧，妊娠时又不能形成完好的胎膜，不能适应胚胎的生长发育。当输卵管妊娠发展到一定时期，将发生以下结局。

（1）输卵管妊娠流产：多见于输卵管壶腹部或伞端妊娠，发病多在妊娠 8～12 周。受精卵种植在输卵管黏膜皱襞内，由于输卵管妊娠时管壁蜕膜形成不完整，发育中的胚泡常向管腔突出，最终突破包膜而出血。胚泡可与管壁分离，若整个胚泡剥离落入管腔，并刺激输卵管逆蠕动经伞端排出到腹腔，形成输卵管妊娠完全流产，出血一般不多。若胚泡剥离不完整，妊娠产物部分排出到腹腔，部分尚附着于输卵管壁，形成输卵管妊娠不完全流产。滋养细胞继续侵蚀输卵管壁，会导致反复出血。若伞端堵塞血液不能流入盆腔，积聚在输卵管内，则可形成输卵管血肿或输卵管周围血肿。由于输卵管肌壁薄，收缩力差，不易出血，血液不断流出，积聚在直肠子宫陷窝，可导致盆腔血肿，量多时甚至会流入腹腔。

（2）输卵管妊娠破裂：多见于输卵管峡部妊娠，发病多在妊娠 6 周左右。受精卵着床于输卵管黏膜皱襞间，当胚泡生长发育时绒毛向管壁方向侵蚀肌层及浆膜，最后穿破浆膜，形成输卵管妊娠破裂。输卵管肌层血管丰富，输卵管妊娠破裂所致的出血量远较输卵管妊娠流产多，短期内即可发生大量腹腔内出血，使患者陷于休克，亦可反复出血，在盆腔与腹腔内形成血肿。此外，输卵管间质部妊娠虽少见，但其结局几乎全为输卵管妊娠破裂。输卵管间质部为通入子宫角的肌壁内部分，管腔周围肌层较厚，因此可以维持妊娠到 14 周左右才发生破裂。由于此处血运丰富，其破裂犹如子宫破裂，症状极为严重，往往在短时期内发生低血容量休克。

（3）陈旧性宫外孕：输卵管妊娠流产或破裂者，有时内出血停止，病情稳定，时间久，胚胎死亡或吸收。但长期反复的内出血所形成的盆腔血肿若不消散，血肿机化变硬并与周围组织粘连。

（4）继发性腹腔妊娠：输卵管妊娠流产或破裂者，一般胚泡从输卵管排出到腹腔内或阔韧带内，多数会死亡，不会再生长发育，但偶尔也有存活者。若存活胚胎的绒毛组织仍附着于原位或排至腹腔后重新种植而获得营养，可继续生长发育形成继发性腹腔妊娠。若破裂口在阔韧带内，可发展为阔韧带妊娠。

2）子宫的变化

输卵管妊娠和正常妊娠一样，滋养细胞产生的 hCG 维持黄体生长，使甾体激素分泌增加。因此，月经停止来潮，子宫增大变软，子宫内膜出现蜕膜反应。若胚胎受损或死亡，滋养细胞活力消失，蜕膜自宫壁剥离而发生阴道流血。有时蜕膜可完整剥离，随阴道流血排出三角形蜕膜管型，有时呈碎片排出。排出的组织见不到绒毛，组织学检查无滋养细胞。子宫内膜的形态学改变呈多样性，若胚胎死亡已久，内膜可呈增殖期改变，有时可见 Arias-Stella（A-S）反应。镜检见内膜腺体上皮细胞增生、增大。细胞边界不清，腺细胞排列成团且突入腺腔，细胞极性消失，细胞核肥大、深染，细胞质有空泡。这种子宫内膜过度增生和分泌的反应可能为甾体激素过度刺激所引起，虽对诊断有一定价值，但并非输卵管妊娠时所特有。此外，若胚胎死亡之后，部分深入肌层的绒毛仍存活，黄体退化迟缓，内膜仍可呈分泌反应。

（二）中医病因病机

按本病的临床表现和中西医结合治疗的确切效果来看，本病的病因可能为小腹瘀滞、冲任不畅，或先天肾气不足，后天脾气虚弱，运送孕卵无力，不能按时到达子宫体腔。其主要病机为冲任不畅，气滞血瘀，损伤胞络。络伤则血溢，轻则小腹蓄血，甚则气血暴脱，阴阳离决。

二、临床表现

（一）辨病

输卵管妊娠的临床表现与受精卵着床部位、有无流产或破裂以及出血量多少、时间长短等有关。

1. 症状

1）停经

输卵管妊娠患者多有 6～8 周停经史，但输卵管间质部妊娠者停经时间较长。有 20%～30% 的患者无明显停经史，把不规则阴道流血误认为月经，或由于月经仅过期几日而不认为是停经。

2）腹痛

腹痛为输卵管妊娠患者的主要症状，占95%。输卵管妊娠发生流产或破裂之前，由于胚胎在输卵管内逐渐增大，输卵管膨胀而常表现为一侧下腹部隐痛或酸胀感。当发生输卵管流产或破裂时，患者会突感一侧下腹部撕裂样疼痛，常伴有恶心、呕吐。若血液局限于病变区，患者主要表现为下腹部疼痛，当血液积聚于直肠子宫陷凹处时，可出现肛门坠胀感。随着血液由下腹部流向全腹，疼痛可由下腹部向全腹扩散。血液刺激膈肌时，可引起肩胛部放射性疼痛及胸部疼痛。

3）阴道流血

阴道流血占输卵管妊娠症状的60%～80%。胚胎死亡后，常有不规则阴道流血，色暗红或深褐，量少呈点滴状，一般不超过月经量，少数患者阴道流血量较多，类似月经。阴道流血可伴有蜕膜管型或蜕膜碎片排出，系子宫蜕膜剥离所致。阴道流血一般在病灶除去后或绒毛滋养细胞完全坏死吸收后方能停止。

4）晕厥与休克

由于腹腔内出血及剧烈腹痛，轻者会出现晕厥，严重者会出现失血性休克。出血量越多、出血速度越快，症状出现就越迅速、越严重，但与阴道流血量不成正比。

5）腹部包块

输卵管妊娠流产或破裂时所形成的血肿时间较久者，因血液凝固并与周围组织或器官（如子宫、输卵管、卵巢、肠管或大网膜等）发生粘连形成包块，包块较大或位置较高者，可于腹部扪及。

2. 体征

1）一般情况

当腹腔内出血不多时，血压可代偿性轻度升高；当腹腔出血较多时，患者可出现面色苍白、脉搏快而细弱、心率增快和血压下降等休克表现。患者通常体温正常，出现休克时体温略低，腹腔内血液吸收时体温略升高，但不超过38℃。

2）腹部检查

下腹有明显压痛及反跳痛，尤以患侧为重，但腹肌紧张轻微。出血量较多时，叩诊有移动性浊音。有些患者下腹部可触及包块，若反复出血并积聚，包块可不断增大、变硬。

3）妇科检查

阴道内常有来自宫腔的少许血液。输卵管妊娠未发生流产或破裂者，除子宫略大、较软外，仔细检查时可触及胀大的输卵管，患者有轻度压痛。输卵管妊娠流产或破裂者，阴道后穹隆饱满，有触痛。将宫颈轻轻上抬或向左右摆动可引起剧烈疼痛，称为宫颈举痛或摇摆痛，此为输卵管妊娠的重要体征之一，是因对腹膜的刺激加重所致。内出血较多时，检查子宫有漂浮感。子宫一侧或其后方可触及肿块，其大小、形状、质地常有变化，边界多不清楚，触痛明显。病变持续较久时，肿块机化变硬，边界亦渐清楚。输卵管间质部妊娠时，子宫大小与停经月份基本符合，但子宫不对称，一侧角部突出，破裂所致的征象与子宫破裂极相似。

3. 实验室及其他辅助检查

1）实验室检查

血红蛋白及红细胞值的高低与内出血的量及检查的时间有关。急性内出血初时，由于血液浓缩，血红蛋白值往往正常。1～2 d后血液稀释，血红蛋白值即下降。或因继续出血而继续下降。白细胞计数一般正常或稍高。

2）超声检查

经阴道超声检查较经腹部超声检查准确性高。异位妊娠的声像特点：宫腔内未探及妊娠囊。若宫旁探及异常低回声区，且见卵黄囊、胚芽及原始心管搏动，可确诊异位妊娠；若宫旁探及混合回声区，子宫直肠窝有游离暗区，虽未见胚芽及胎心搏动，也应高度怀疑异位妊娠；此外，即使宫外未探及异常回声，也不能排除异位妊娠。B型超声显像一般要到停经7周时，方能查到胚芽与原始心管搏动，而在停经5～6周对宫内妊娠显示的妊娠囊（胎膜与羊膜囊形成的双囊）可能与异位妊娠时在宫内出现的假妊娠囊（蜕膜管型与血液形成）发生混淆。输卵管妊娠流产或破裂后，宫旁回声区缺乏输卵管妊娠的声像特征，但若腹腔内存在无回声暗区或直肠子宫陷凹处积液暗区像，对诊断异位妊娠有价值。

3）hCG 测定

尿或血 hCG 测定对早期诊断异位妊娠至关重要，适用于急诊患者，但该法系定性试验，灵敏性不高。由于异位妊娠时，患者体内 hCG 水平较宫内妊娠低，因此需要采用灵敏度高的放射免疫法或酶联免疫发光技术定量测定血 β-hCG。虽然这些定量测定灵敏度高，但超过 99% 的异位妊娠患者 hCG 测定呈阳性。此外，hCG 测定呈阴性者，仍不能完全排除异位妊娠。

4）经阴道后穹隆穿刺

经阴道后穹隆穿刺是一种简单可靠的诊断方法，适用于疑有腹腔内出血患者。由于腹腔内出血最易积聚在直肠子宫陷凹，即使血量不多，也能经阴道后穹隆穿刺抽出血液。抽出暗红色不凝固血液，说明有腹腔积血。若穿刺针头误入静脉，则血液较红，将标本放置 10 min 左右即可凝结。当无内出血、内出血量很少、血肿位置较高或直肠子宫陷凹有粘连时，可能抽不出血液，因此经阴道后穹隆穿刺阴性也不能排除输卵管妊娠。

5）腹腔镜检查

腹腔镜检查有助于提高异位妊娠的诊断准确性，尤其适用于输卵管妊娠尚未破裂或流产的早期患者，并适用于原因不明的急腹症鉴别。大量腹腔内出血或伴休克者，禁做腹腔镜检查。早期异位妊娠患者，检查可见一侧输卵管肿大，表面呈紫蓝色，腹腔内无出血或仅有少量出血。目前很少将腹腔镜作为检查手段，而更多作为手术治疗。

6）子宫内膜病理检查

现很少依靠诊断性刮宫协助诊断，诊刮仅适用于阴道流血量较多的患者，目的在于排除宫内妊娠流产。将宫腔排出物或刮出物做病理检查，切片中见到绒毛，可诊断为宫内妊娠；仅见蜕膜未见绒毛，有助于诊断异位妊娠。由于异位妊娠时子宫内膜的变化多种多样，因此子宫内膜病理检查对异位妊娠的诊断价值有限。

（二）辨证

辨证主要是辨"少腹血瘀"之实证或虚实夹杂之证，可根据腹痛程度，有无晕厥、休克等临床症状，血压表现，超声检查等辨别输卵管妊娠有无破损，分为未破损期和已破损期。

1. 未破损期

未破损期指输卵管妊娠尚未破损者停经后可有早孕反应，或下腹一侧有隐痛，双合诊可触及一侧附件有软性包块，有压痛。尿妊娠试验阳性。脉弦滑。

2. 已破损期

1）休克型

输卵管妊娠流产或破裂后，急性腹腔内大量出血伴有休克者的主要症状为：突发下腹剧痛，面色苍白，四肢厥逆，冷汗淋漓，恶心、呕吐，烦躁不安。血压下降，脉微欲绝或细数无力。并有腹部体征及妇科检查体征阳性。

2）不稳定型

不稳定型是指输卵管妊娠流产或破裂后，内出血不多，无休克征象，或休克型患者经抢救后不久，血压虽平稳但病情不稳定，有再次内出血之可能。其主要症状为：腹部拒按，阴道出血淋漓不尽，量少色暗。腹部压痛，反跳痛减轻，可能触及界限不清的包块。血压平稳，脉细缓。

3）包块型

输卵管妊娠流产或破裂后时间较长，腹腔内出血已形成血肿包块的主要症状为：腹腔血肿包块形成，腹痛渐减或消失，可有下腹坠胀，阴道出血可渐停止。脉细涩。

三、诊断与鉴别诊断

（一）诊断

输卵管妊娠患者多有急腹痛及短期停经后少量阴道出血史。常伴肛门坠痛及便意。少数有蜕膜管形排出。腹部压痛、反跳痛明显，腹软，腹肌不紧张。内出血多时叩诊有移动性浊音，可并发休克。阴道后穹隆穿刺抽不出凝血，镜下检查有陈旧红细胞。尿妊娠试验多为阳性，血 β-hCG 放免测定和单克隆抗体妊娠试验多呈阳性。B超及腹腔镜检查可协助诊断。

（二）鉴别诊断

流产患者虽有腹痛、停经后阴道流血、妊娠试验阳性，但无腹腔内出血征象。

必要时诊刮见到绒毛，B 超检查示宫腔内可见妊娠囊及胚芽、胎心搏动等。盆腔炎症、急性阑尾炎、急性胃肠炎等患者虽有腹痛、腹部压痛、反跳痛等，但无停经后阴道出血、子宫变软或增大、妊娠试验呈阳性等妊娠表现，且其炎症表现，如发热、白细胞升高等较明显，必要时可行阴道后穹隆穿刺以辅助诊断。黄体破裂患者的症状和体征虽与输卵管妊娠相似，但无停经史，妊娠试验呈阴性。

四、治疗

（一）中医治疗

中医治疗是我国目前治疗输卵管妊娠的方法之一。其优点是可使患者免除手术创伤，保留患侧输卵管并恢复其功能。但中医治疗应严格掌握指征，凡输卵管间质部妊娠、严重腹腔内出血、保守治疗效果不佳或胚胎继续生长者，均不应采用中医治疗而应及早手术。按中医辨证的观点，输卵管妊娠属少腹血瘀之实证，此为其本。故治疗应始终以活血化瘀为主，标本兼顾。

1. 未破损期

治宜活血化瘀，消癥杀胚。方用宫外孕 II 号方：丹参、赤芍、桃仁、三棱、莪术。方中赤芍、丹参、桃仁活血化瘀；三棱、莪术消癥散结。

2. 已破损期

1）休克型

治宜回阳救逆，活血化瘀。方用参附汤、独参汤、生脉饮或宫外孕 I 号方。宫外孕 I 号方：丹参、赤芍、桃仁。虚脱重者加用人参以补气固脱，益气止血。四肢厥逆者加附子。早期防治兼证，可于主方中加疏通胃肠药大黄、芒硝、厚朴、枳实等；恶心者加半夏；疼痛者加延胡索。

2）不稳定型

治宜活血化瘀。方用宫外孕 I 号方及宫外孕 II 号方。对此型患者先用宫外孕 I 号方，待血凝成包块时改用宫外孕 II 号方。如兼有腑实证者需疏通胃肠。

3）包块型

治宜活血化瘀，破癥散结。方用宫外孕 II 号方。方中三棱、莪术破瘀化癥，久用则伤正气，体虚者宜适当配用补气药，如党参、黄芪。包块吸收后可隔日服药，包块消失后即可停药。

（二）手术治疗

1. 输卵管切除术

输卵管切除术适用于无生育要求的输卵管妊娠、腹腔大量出血并发休克的急症患者。对这种急症患者，应在积极纠正休克的同时，迅速打开腹腔，找出病变输卵管，用卵圆钳夹住出血部位，暂时控制出血，并加快输血输液，待患者血压上升后继续手术切除输卵管，并酌情处理对侧输卵管。对于输卵管间质部妊娠者，应争取在破裂前手术，以避免引起可能威胁生命的大量出血。手术应行子宫角部楔形切除及患侧输卵管切除，必要时切除子宫。

2. 保守性手术

近年来，随着诊断技术的进步，输卵管妊娠的早期确诊率已达90%，且对半数以上患者能在破裂前做出诊断，对要求保留生育功能者可用药物进行保守治疗，也可做保守性手术。保守性手术的目的是保护和修复输卵管。手术必须在最大限度上减少对患者的损伤，有条件的应采用显微外科手术，以获得更佳的解剖重建和功能恢复效果。手术方式如下。

1）输卵管造口术

输卵管造口术的操作方法是在输卵管妊娠部位对着的输卵管系膜的边缘，在输卵管上作一纵切口，从切口处将妊娠产物挤出取走。输卵管上的小切口可用电烙针尖或激光进行处理，切口近端可用电凝止血。手术操作要仔细、轻柔，对较早期的壶腹部妊娠者可在腹腔镜下进行手术。此法操作简单，效果较好。

2）输卵管切开术

输卵管切开术适用于绝大部分未破裂的输卵管妊娠。其操作方法是于孕卵种植的输卵管段对着系膜的一侧，将输卵管切开，然后用钝刮匙或刀柄、手指或吸管将妊娠产物消除。此法虽操作简单，但患者术后易并发出血和水肿，以后容易形成粘连，效果不如输卵管造口术。

3）输卵管伞部压出术

输卵管伞部压出术的操作方法是用手指向伞端挤压输卵管，使妊娠产物自伞端排出。此法虽操作简单，但要将妊娠产物挤净而又不损伤输卵管内膜比较困难。如妊娠产物排出不全，有需行再次手术的可能。此种术后患者的输卵管妊娠再发率较前两种手术高2倍。

第六章　妇科腹腔镜手术

第一节　妇科腹腔镜检查与手术

一、手术概述

20世纪20年代，腹腔镜开始作为诊断工具被用于临床。随着科学设备的不断发展，腹腔镜于20世纪70年代开始普及，由单一的腹腔镜检查逐渐发展成为腹腔镜下的手术，并由仅用于小手术发展成为今天可以进行复杂的手术。妇科腹腔镜手术已成为新兴的腔镜外科手术学中的重要领域之一。随着设备的不断改善，目前已相继出现无气腹腹腔镜、单孔腹腔镜、机器人腹腔镜等新设备和新技术。在此仅介绍最常用的腹腔镜技术。

（一）腹腔镜手术的分类

腹腔镜手术包括诊断性腹腔镜检查手术和治疗性腹腔镜手术。诊断性腹腔镜检查手术对患者机体影响较小，在腹腔镜下医生能直视患者的盆腔及中、上腹部脏器，在直视下检查盆、腹腔脏器有无异常，提高了早期诊断率。目前由于阴道彩超的广泛应用以及腹腔镜技术的提高，单一行腹腔镜检查的情况已不多，多为检查和手术同时进行。治疗性腹腔镜手术要求医生有扎实的解剖概念和熟练的技术，应在掌握复杂的开腹手术基础上开展腹腔镜手术。

另外，腹腔镜手术需要好的专用设备和器械：①主要设备。主要设备包括摄像系统（腹腔镜镜头、摄像机、光源等）、监视器、气腹形成系统（气腹机等）、图像采集系统（工作站等）。②主要器械。主要器械包括气腹针、穿刺装置、腹腔镜手术专用微创器械、子宫操纵器（举宫器等）、肌瘤粉碎器以及充水吸引装置等。

（二）腹腔镜手术的分级

目前可按照手术的难易程度，将腹腔镜手术分为4级。

（1）第1级：以腹腔镜检查为主，简单的手术操作，不造成器官损伤。

（2）第2级：输卵管妊娠、卵巢囊肿等与附件相关的手术。

（3）第3级：子宫或子宫肌瘤切除等。

（4）第4级：妇科恶性肿瘤的手术和盆底重建术、生殖道畸形矫治手术以及深部浸润型子宫内膜异位症（DIE）手术等。

（三）腹腔镜手术的适应证

1. 腹腔镜一级手术

腹腔镜一级手术的适应证包括：①了解盆腔、腹腔包块的性质、部位，必要时行活检。②不孕症的诊断，了解输卵管是否通畅，寻找不孕原因及可能的矫治方法。③子宫内膜异位症的病变范围及程度、疗效观察。④生殖器有无畸形，卵巢形态有无异常，有无发育不良、萎缩或多囊卵巢，卵巢组织活检。⑤对不明原因的下腹疼痛（包括绝育或其他手术后）进行盆、腹腔内检查，明确疼痛病因，必要时行活检。⑥代替二次探查手术，对恶性肿瘤手术和化疗后效果进行评价。

2. 腹腔镜二级手术

腹腔镜二级手术的适应证包括：①异位妊娠早期的诊断，同时行输卵管切开手术或输卵管切除术。②子宫内膜异位症病灶的电凝、切除术。③不孕症粘连松解、整形术。④卵巢肿瘤剔除术或附件切除术。⑤输卵管结扎术。⑥IUD取出术。⑦盆腔脓肿切开引流术。⑧输卵管卵巢囊肿切除术。

3. 腹腔镜三级手术

腹腔镜三级手术的适应证包括：①子宫肌瘤剔除术。②子宫切除术。③输卵管吻合再通术。④子宫穿孔创面止血缝合术。⑤成熟卵子吸取术。⑥配子输卵管内移植术。

4. 腹腔镜四级手术

腹腔镜四级手术的适应证包括：①广泛性子宫切除术。②盆腔及腹主动脉旁淋巴结切除术。③深部浸润型子宫内膜异位病灶切除术。④盆底重建术。⑤生殖道畸形矫治术。⑥妇科恶性肿瘤手术。

（四）腹腔镜手术的禁忌证

1. 绝对禁忌证

腹腔镜手术的绝对禁忌证包括：①严重的心脑血管疾病及肺功能不全。②严重的凝血功能障碍。③绞窄性肠梗阻。④大的腹壁疝或膈疝。⑤腹腔内大出血。

2. 相对禁忌证

腹腔镜手术的相对禁忌证包括：①盆腔肿块过大。②妊娠＞16周。③腹腔内广泛粘连。④晚期或广泛转移的妇科恶性肿瘤。

二、手术的要点及难点

（一）术前准备

腹腔镜手术的术前准备同一般妇科腹部手术，但应对患者做好腹腔镜术前的心理指导，为其介绍腹腔镜手术的优越性，取得于同次麻醉下从诊断性腹腔镜转为腹腔镜手术或立即行剖腹手术的患者的授权同意。

（二）麻醉

针对患者的全身情况、手术类型，选择适当的麻醉方式。在行复杂的手术时，多采取全身麻醉，随时允许将腹腔镜手术转为剖腹手术；对于不宜行全身麻醉的患者，以及诊断性腹腔镜或较简单的腹腔镜手术，可采取硬膜外或脊髓麻醉，但应警惕血管扩张和低血压的危险；局部麻醉仅适用于单纯腹腔镜检查和简单的腹腔镜手术。

（三）体位

患者体位的摆放应有助于腹腔镜手术的操作和成功。可根据手术选取：①膀胱截石位（适用于腹腔镜阴式联合手术、盆底手术、子宫内膜异位症手术等）。②水平位（适用于附件、卵巢囊肿手术等）。③腹腔内注气近结束时取头低臀高15°体位，使肠管退于上腹部，便于盆腔手术操作。④术毕时取头高足低45°体位，使腹腔内血或液体流到腹腔，便于吸出。

（四）基本操作

放置子宫操纵器，放置尿管导尿并排空膀胱。切开拟定观察镜穿刺点处皮肤及浅筋膜，提起腹壁，将 Veress 针经切口刺入腹腔，在针管内生理盐水自动流入，无阻力，回抽无液体，证明已刺入腹腔，即可开始充气。

充气时腹腔压力在 1.3 ～ 2.6 kPa（10 ～ 20 mmHg），充气量一般为 2 ～ 3 L，充气速度为 0.5 ～ 1.0 L/min，患者腹部逐渐隆起，叩诊肝浊音界消失，腹部呈鼓音。术中应保持腹腔内静态气压在 15 mmHg 以下。

放置腹腔镜拔出充气针后，取 11 mm 套管（内置穿刺器），自脐部切口处向盆腔以 60°～ 70° 的角度稍用力将套管左右旋转刺入腹腔，有落空感。退出穿刺器，留套管于原位，放入内窥镜，接上光源和充气管，检查进入腹腔，于髂前上棘上内侧，避开血管做第二、三穿刺点，第四操作孔可以选择耻骨联合正中上 2 ～ 3 cm 或脐左下 5 cm 左右。置入器械操作。腹腔镜下详细探查子宫、输卵管、卵巢后，结合术前讨论，确定手术范围后方可开始手术。

术中常用止血方法：①能量止血。多用单双极电凝、PK 刀、超声刀、血管闭合系统、百克钳等止血。②以线圈环套结扎止血。用各种不同强度的肠线或丝线做成内套圈，放入腹腔，套扎组织以止血。③内缝合技术止血。多用内缝合腔内打结法，即于盆腹腔内用持针器采用显微外科打结技术结扎止血；也有用内缝合腔外打结法，缝合组织后将针和缝线牵出腔外打滑结，在距滑结 1 cm 处剪去多余的针和线，推滑结于腔内结扎组织。该技术的不足之处是有时会缝合不紧，止血效果差。在腹腔镜下缝合组织，不必过于强调对合准确。因其是无血操作，术后不易形成粘连和肠麻痹。④应用钛夹处理血管止血，术后 X 线下可见标识。

三、手术常见并发症及预防

虽然随着设备的更新、技术的进步，腹腔镜手术的并发症不断减少，但仍应引起临床重视。据统计,腹腔镜手术并发症的发生率为 1.24%,死亡率为 0.03% ~ 0.14%。

（一）出血

出血是腹腔镜术中最常见的并发症。

1. 腹腔穿刺时出血

在腹腔穿刺针进入腹腔时,可出现腹壁血管损伤,特别是选择两侧下腹部皮肤穿刺点时,应注意避开腹壁血管。最为严重的是腹主动脉及下腔静脉损伤出血,常常因出血凶猛来不及抢救而危及患者生命。因此行腹腔穿刺时应提起腹壁,避开腹壁血管呈 60° 刺入,用力应适当。对过胖或过瘦者行腹穿时应尤为小心。

2. 手术野出血

手术野出血多为操作时技术不熟练导致,当有出血时,电凝止血不好,或缝合、套圈不紧,易造成血管损伤、活动性出血,导致手术野出血,视野不清,无法操作,此时应尽快吸出游离血,迅速找到出血部位,钳夹或电凝止血。如出血量大,止血效果不佳,有可能因此而转为开腹手术。有时由于套扎不紧,止血效果差。术中应仔细操作,牢固缝扎、钳夹,以免出血。

（二）脏器损伤

腹腔镜术中的脏器损伤主要为肠道与泌尿道损伤,多在解剖复杂、粘连严重分离时出现损伤或电热损伤。

1. 脏器电热损伤

对于手术熟练者来说,双极电凝止血是最常用的电凝止血方法。电凝时若未注意远离周围肠管、输尿管和膀胱,可出现电损伤或迟缓电损伤,导致肠瘘、输尿管瘘或膀胱瘘。

2. 脏器损伤

严重粘连时,应仔细操作,一旦发现损伤,立即修补。术后若患者出现急性腹痛、压痛、反跳痛或板状腹,随之出现发热、血常规升高,应注意有无肠管损伤,确诊后及时处理,以免造成化脓性腹膜炎,甚至导致败血症发生,危及患者生命。电凝损伤术后易导致肠壁坏死脱落,引起肠穿孔,患者可在术后 3 ~ 7 d 发生急性腹膜炎,保守治疗无效时应开腹探查。

膀胱输尿管损伤小者,术后留置导尿管 7 ~ 14 d,损伤多可自行愈合,损伤大者术中发现后应及时修补或行吻合术。如术后出现肾积水、输尿管积水或阴道内流出大量清亮液体,应及时检测流出液体的肌酐水平,如尿肌酐水平,应考虑是否患者出现泌尿系统损伤,尽快明确诊断,及时处理。

预防方法:应严格掌握腹腔镜手术指征,疑有肠管广泛粘连者禁行此手术。

（三）气肿和气栓

气肿和气栓为腹腔镜术中常见的并发症,患者可出现腹壁处的腹膜外气肿、皮下气肿;腹腔内可出现大网膜气肿、肠道气腹等。气肿是由于 Veress 针误入腹膜外腔隙充气引起的。此时可见腹部局限性隆起，腹部叩诊鼓音不明显，肝浊音界不消失。

一旦发现，应即刻停止注入气体，一般无须特殊处理。需要注意当腹腔充气压力过高时可形成纵隔气肿，易致心搏骤停。若充气速度过快，气体进入血管造成气栓，可致猝死。因此行腹壁穿刺时，确定 Veress 针在腹腔内后才可充气，应按规定控制充气压力和速度。

（四）高碳酸血症

充气过多或检查时间过长，二氧化碳经腹膜吸收后进入血液，可出现高碳酸血症，表现为心律失常和酸中毒。术中应严格按充气量和充气速度操作，必要时给予药物纠正酸中毒。

（五）腹腔镜术中转开腹手术

任何腹腔镜手术都有转开腹手术的可能，尤其是复杂的三、四级手术，术前需要向患者及家属明确交代。腹腔镜作为微创手术为患者提供了治疗，避免了腹部切口，腹腔内肠管干扰少，术后恢复快；为临床医生提供了新的技术路线和操作方法，其成功的关键在于能仔细地、有效地控制术中的每个步骤，力争做到无血操作。

如果术中发现严重的粘连或无法解决的出血，或需扩大手术范围，或因设备、技术难以确保腹腔镜手术，应转为开腹手术。

（六）气腹导致的术后不适

气腹导致的术后不适主要有腹部憋胀、肩痛等，由二氧化碳气腹刺激膈肌神经放射肩部，减少胃肠道蠕动等引起，多数出院前可自行消失。其余并发症同开腹手术。

初学者需有一定的开腹手术基础，有清晰的解剖概念，且需经规范的培训，由浅入深、由易到难，循序渐进，逐步提高腹腔镜的手术技巧。腹腔镜手术对设备的要求较高，应注意不断更新设备。

第二节　腹腔镜下附件手术

一、手术概述

附件手术是目前较为普遍的腹腔镜手术，有条件的二级医院也在开展该类手术。最常见的是输卵管妊娠手术，其次是卵巢肿物切除术（卵巢肿物剥除术）、内膜异位症（包括卵巢内膜异位囊肿）等。

二、手术的要点及难点

（一）腹腔镜下子宫内膜异位症手术

研究显示，腹腔镜下内膜异位症手术—药物内分泌治疗—再次腹腔镜手术的"三阶段治疗"的效果更好。有报道称用该法治疗 572 例子宫内膜异位症或输卵管因素不孕者，治疗后妊娠率达 48%。

1. 粘连分离术

粘连分离术包括卵巢粘连分离术、输卵管粘连分离术，如有条件可在分离后行输卵管伞部成形术。

2. 卵巢内膜异位囊肿剥离术

卵巢内膜异位囊肿剥离术包括卵巢巧克力囊肿切除或剜除术。

3. 深部子宫内膜异位结节

当宫颈旁、直肠后有深部子宫内膜异位症合并结节时，腹腔镜下操作时应注意避免损伤直肠，可在腹腔镜监护下切开阴道后穹隆，取出该部位的内膜异位结节；在切除困难时，也可术后用 GnRH-a 等药物治疗。

（二）腹腔镜下卵巢手术

卵巢囊肿剥除术适用于卵巢良性肿瘤或巧克力囊肿剥除。操作方法为：腹腔镜下切开卵巢包膜，将囊肿与正常卵巢组织钝性分离并剥除。将卵巢肿物取出有两种方法：①经阴道切开后穹隆，将囊肿置于后穹隆切口处，抽吸囊液后，自阴道取出囊壁。②将切除的卵巢肿物放置在特制标本袋中，置于腹壁切口处，在标本袋内穿刺囊肿，吸出囊液后，自腹壁切口处取出标本袋。卵巢创面出血时可于出血处电凝止血，可以间断内缝 1 ~ 2 针整形。清洗盆腔，手术结束。

（三）妊娠期腹腔镜手术

妊娠期腹腔镜手术目前主要用于妊娠合并卵巢肿瘤。因为腹腔镜术中使用的二氧化碳气体、气腹及电外科有害气体对胎儿有害，所以绝大多数患者对此采取谨慎态度。

（四）腹腔镜下 Burch 术

Burch 术是国际妇科泌尿协会推荐的治疗张力性尿失禁的一线术式，腹腔镜下 Burch 术是在膀胱上腹膜切开，分离进入耻骨后间隙，暴露膀胱颈与近端尿道，用丝线将阴道旁筋膜悬吊到同侧耻骨弓后库柏韧带上。整个手术过程较开腹手术出血少、止血快、创面小，术后康复快，效果好，尿失禁复发率低。

三、手术常见并发症及预防

（一）术中卵巢破裂

除出血与脏器损伤外，在卵巢肿瘤术中应注意防止卵巢破裂，内容物流入腹腔，造成异物刺激，从而导致腹膜炎，恶性肿瘤破裂还可能导致肿瘤播散。

在术中，切开卵巢表面时不可过深，防止其破裂。切开卵巢表面时，切口应够长、表浅，以便于区分肿瘤与正常卵巢组织。在剥除肿瘤后，将其放于子宫膀胱陷凹处或放入标本袋。如剥离剜除囊肿时致其破裂，应立即用冲吸装置将囊液吸净；

如为畸胎瘤破裂，可用热生理盐水冲洗。

（二）电凝止血

应注意电凝止血对卵巢功能的损伤。电凝止血后可出现闭经，甚至卵巢功能早衰。因此电凝不可过深，时间不可过长，止血即可。现多主张对患者行卵巢缝合止血。

（三）可疑恶性肿瘤

术中当发现可疑恶性肿瘤时，应取标本并送快速冰冻病理学检查。

第三节　腹腔镜下子宫切除术

一、手术概述

自 1989 年 Reich 首次报道腹腔镜子宫切除术以来，腹腔镜子宫切除已成为成熟的子宫切除术式。目前腹腔镜下子宫切除术主要有子宫肌瘤剔除手术、子宫切除手术以及生殖道畸形手术等。

二、手术的要点及难点

（一）子宫肌瘤剔除手术

浆膜下肌瘤或向浆膜下生长的肌壁间肌瘤直径为 5 ~ 6 cm 时，可经腹腔镜切除。

1. 浆膜下肌瘤或近浆膜的肌壁间肌瘤剔除手术

（1）带蒂的浆膜下肌瘤：可在腹腔镜下用有齿钳牵引肌瘤，电凝或热凝其蒂部，并从蒂部扭脱肌瘤，创面渗血时可电凝止血或缝合。

（2）肌壁间肌瘤：切开（可电切）肌瘤浆膜面的包膜，用爪状钳牵引、扭转肌瘤，使其分离，可用肌瘤切除器协助剔除肌瘤，创面出血时可电凝止血。如切口较大，可行内缝合。

2. 肌瘤取出方式

肌瘤的取出方式是将肌瘤切碎，经 11 mm 套管针鞘取出；或用肌瘤粉碎器粉碎肌瘤并将其取出。然后将全部标本送病理学检查。

（二）子宫切除手术

1. 腹腔镜下子宫次全切除术

腹腔镜下子宫次全切除术（LSH）是在腹腔镜下将宫体切除后套扎或缝合宫颈残端，子宫切除过程均在腹腔镜下完成。它保持了阴道、韧带的完整性，保护了盆底的承托力，保留了宫颈或部分正常的宫颈，保护了宫颈周围重要的感觉神经及正常的性功能，提高了患者术后的生活质量。

2. 腹腔镜下全子宫切除术

腹腔镜下全子宫切除术（LTH）的手术难度主要在于需要分离膀胱宫颈间隙与直肠窝间隙，以完整地切除宫颈；切除宫颈与缝合阴道时要保障阴道不漏气。掌握该术式将为开展腹腔镜广泛子宫全切除术打下技术基础。

3. 腹腔镜辅助经阴道全子宫切除术

腹腔镜辅助经阴道全子宫切除术（LAVH）是由腹腔镜手术和阴道手术协同完成的，手术操作难度低于LTH。在腹腔镜下手术可以保留附件或切除附件，亦可切断圆韧带，离断子宫动脉，切断骨盆漏斗韧带；主韧带和骶骨韧带可以由腹腔镜下切断或由阴道切断，由阴道切开穹隆，取出子宫。当需要切除附件时，可经腹腔镜手术和阴道手术协同完成。手术也不再受子宫大小限制，对于较大的子宫，可在腹腔镜下行部分旋切并取出，剩余小部分子宫可自阴道顺利取出。LAVH手术时间短，手术结局清楚、安全，创伤小，术后恢复快。

4. 腹腔镜下筋膜内子宫切除术

腹腔镜下筋膜内子宫切除术（LISH）的特点为以缝扎或热凝为主要止血手段；在宫颈筋膜内切除子宫及宫颈移行上皮区，但不切断主韧带、骶骨韧带和阴道，因此处有丰富的神经丛。LISH不易损伤子宫动脉及输尿管区，手术范围小而安全，术后不影响患者的性功能及膀胱直肠功能，还可预防宫颈癌的发生。

（三）生殖道畸形手术

腹腔镜与宫腔镜可联合诊断子宫畸形与其他生殖道先天畸形，近年来腹腔镜也开始用于纠正与治疗生殖道畸形。

1. 回肠代阴道成形术

回肠代阴道成形术是一种较好的治疗先天性无阴道的方法，在腹腔镜或腹腔镜辅助下作一小切口，利用切割缝合器切取部分回肠，分离扩大膀胱直肠间隙，置入人工回肠阴道，此术式创伤小，患者恢复快，预后好。

2. 腹腔镜下腹膜代阴道成形术

腹腔镜下腹膜代阴道成形术是目前常用的一种腹腔镜下阴道成形术式，其优点主要为：手术相对简单，妇科医生可单独完成，手术创伤小，患者恢复快，预后好。

3. 残角子宫切除术

残角子宫切除术的特点同子宫切除术。

三、手术常见并发症及预防

腹腔镜下子宫切除术最易出现的并发症是输尿管损伤，由于腹腔镜视野受限，在切断子宫动脉结或主韧带时应格外注意。特别应注意保护术者对侧输尿管，防止发生电灼伤或迟缓电灼伤，避免损伤输尿管。

第四节 腹腔镜下妇科恶性肿瘤切除术

一、手术概述

自 1989 年 Querleu 首次开展了腹腔镜下盆腔淋巴结清扫术以来，多年来腹腔镜下妇科恶性肿瘤手术得到了广泛应用。

（一）早期宫颈癌和子宫内膜癌手术概况

目前治疗早期宫颈癌、子宫内膜癌的手术开展已比较成熟。广泛性子宫切除术、盆腔及腹主动脉旁淋巴结切除术，均能达到开腹手术同等的效果，而且术中出血少，术后并发症少。该类手术已在国内不少三甲医院开展。近年来，对年轻宫颈癌行腹腔镜下盆腹腔淋巴切除后，再经阴道行宫颈广泛切除。该术式已作为年轻患者保留生育功能的术式。目前，腹腔镜下保留神经的广泛子宫切除术已在国内外开展，并日渐成熟，避免了手术对膀胱、直肠以及性功能的损伤，提高了患者生存质量。

（二）卵巢恶性肿瘤手术概况

腹腔镜对卵巢恶性肿瘤的手术尚存在争议，一种看法是认为早期卵巢癌腹壁转移率约为 1%，并随着临床分期增加，腹壁转移率也增加。对在腹腔镜术中发现的卵巢癌，只要及时扩大手术范围，充分冲洗腹腔，术后实施足量化疗，一般不影响预后。另一种看法是穿刺孔可能会导致肿瘤转移，二氧化碳气腹可能会促进肿瘤播散等。

Tozzi 等对腹腔镜下诊断的Ⅰ期卵巢癌患者行肿瘤细胞减灭术，包括 LAVH、双侧附件切除术、盆腔淋巴结清扫术、腹主动脉淋巴结切除术、阑尾切除术和部分网膜切除术。结果显示术中无并发症发生，术后穿刺部位无转移。平均随访 46 个月，患者无瘤生存率为 91.6%，总体生存率为 100%。

二、手术的要点及难点

（一）早期宫颈癌手术

早期宫颈癌手术的难点在于子宫旁的主韧带和骶骨韧带的处理是否满足广泛或次广泛子宫切除术的要求。在有利于主骶韧带时防止损伤直肠、膀胱和输尿管。其次是盆腹腔淋巴结切除术的手术难点。一般来讲，腹腔镜下的手术视野较开腹手术时更清楚，只要有较好的解剖学基础，并熟练掌握开腹切除淋巴结的手术基础，在熟练掌握二、三级腹腔镜手术的基础上，开展腹腔镜下盆腔及腹主动脉旁淋巴结切除术并不困难。

（二）早期子宫内膜癌手术

早期子宫内膜癌手术是当前腹腔镜下恶性肿瘤术中最成熟的技术，因行筋膜外子宫切除或次广泛子宫切除不需要主骶韧带的广泛切除，所以较宫颈癌手术容易。子宫内膜癌需要常规切除盆腔及腹主动脉旁淋巴结。

（三）腹腔镜下卵巢癌手术

由于没有宫颈癌和子宫内膜癌手术那样成熟的技术，目前腹腔镜下卵巢癌手术开展较少。该类手术的手术关键是保护好腹壁和避免肿瘤破裂，预防肿瘤扩散和种植。

Maneo 等对 62 例需保留生育功能的交界性肿瘤患者治疗后随访，其中 30 例行腹腔镜手术，32 例行开腹手术。单变量分析结果显示肿块的直径是腹腔镜手术成败的关键，直径 > 5 cm 的肿瘤有残留的风险。需由有经验的医生在腹腔镜下探查，而且要求具备行术中快速冰冻切片检查的条件。当冰冻结果显示病变为交界性肿瘤时，应切除患侧卵巢、网膜，并行腹膜活检及盆腔淋巴结清扫。对于要保留生育功能的双侧交界性肿瘤患者，应行双侧囊肿切除或保留病灶小的一侧卵巢。

三、手术常见并发症及预防

腹腔镜下的妇科恶性肿瘤手术由于手术视野范围小，更易导致患者脏器损伤，因此需要手术医生具有很好的解剖基础和熟练的手术技巧。在行腹腔镜下盆腔及腹主动脉旁淋巴结切除术时，应注意避免血管和输尿管的损伤，特别要注意保持输尿管的通畅，不要打折，以防造成输尿管不全梗阻，引起输尿管积水和肾积水，影响患者的肾功能。

第七章　妇科宫腔镜检查及手术

第一节　宫腔镜检查及手术

一、宫腔镜检查及手术概述

20世纪70年代，随着纤维光学、冷光技术、膨宫设备和能源的开发与利用，宫腔镜技术得到迅猛发展。如今，纤维宫腔镜和各种连续灌流式宫腔镜显著降低了诊断的侵袭性，凭借着直观、准确等优点成为妇科出血性疾病和宫内病变的首选检查方法。宫腔镜手术及其介导下的各种操作，创伤小、恢复快、不影响卵巢内分泌功能，被誉为治疗宫腔内良性病变的理想手术方式。技术的成熟使宫腔镜手术适应证日益拓宽，已经成为现代妇科诊治领域中不可缺少的内容。

（一）宫腔镜的常用设备

宫腔镜的常用设备主要包括：①镜体结构，即窥镜（接物镜、中间镜、接目镜等），鞘套（镜杆、鞘套等），闭孔器，附件（活检钳、异物钳、微型钳、吸管和导管、标尺、电凝电极和圈套切割器等）。②光导纤维。③光源。

（二）宫腔镜的常见类型

1. 全景式宫腔镜

全景式宫腔镜可以通过镜体观察宫腔全貌，通常由一根35 cm的纤维光导望远镜和不锈钢外套组成，直径为4～6 mm，外套管直径为7～8 mm，外套管上有两个通道，一个为操作孔，另一个为连接膨宫介质通道。全景式宫腔镜分为硬管式宫腔镜和软管式宫腔镜。软管式宫腔镜又称为软管型纤维宫腔镜。其优点是纤细，创伤小，无须麻醉和扩宫；前端可弯曲，适合前倾、后屈子宫；插入部带刻度，可代替探针。缺点是因导光束与镜体连体，消毒及操作不便；置入管纤细易损坏；当宫腔过大时不易掌握方向。有研究显示，硬管式宫腔镜检查的失败率是软管式宫腔镜的两倍。

2. 接触式宫腔镜

接触式宫腔镜最早于1966年由Marleschki报道使用。接触式宫腔镜的器械和操作系统都比较简单，但它不能准确和全面地评估整个宫腔的情况，因此仅适用于宫颈管内膜检查和全景式宫腔镜检查后对内膜病理可疑处的检查。目前它仅适用于对子宫内膜血管的观察，并未被列为常规检查项目。

3. 纤维宫腔镜

纤维宫腔镜在操作时能弯曲，不需扩张宫颈管，术者易于看清整个宫腔，并能正确及满意地取活检。

4. 显微宫腔镜

显微宫腔镜在接触式子宫腔镜的基础上安装了一组放大镜片，可在各种放大倍数下观察子宫颈管和宫腔的表层细胞，具有宫腔镜的作用，当放大 20 倍时，可观察子宫颈、子宫颈管内膜和子宫内膜的血管与腺体。活体染色并放大 60 倍时，可以检查腺体结构和细胞排列。当放大 150 倍时，可检查上皮细胞层内核质改变。

（三）宫腔镜检查的适应证

宫腔镜检查的适应证主要包括：①绝经前及绝经后异常子宫出血。如月经过多、过频，经期延长，不规则子宫出血；子宫内膜炎、子宫内膜癌、子宫内膜息肉、子宫黏膜下肌瘤等引起的出血。②宫内节育器及宫腔内异物的定位及试取。③子宫内膜异常增生的诊断及随访。④影像学检查提示宫腔内占位病变。⑤诊断宫腔畸形、宫腔粘连并试行分离。⑥原因不明的不孕或反复流产。可发现宫腔内及宫颈管的小病变。⑦早期诊断子宫颈癌及子宫内膜癌。⑧筛查宫腔镜手术的适应证、宫腔镜术后相关评估。⑨特殊药物（如他莫昔芬）引起的内膜改变。⑩可疑妊娠物残留。⑪宫内节育器异常。⑫性交后经输卵管插管吸取输卵管液，以检查活动精子。

（四）宫腔镜手术的适应证

宫腔镜手术的适应证主要包括：①子宫内膜息肉。②子宫黏膜下肌瘤及部分影响宫腔形态的肌壁间肌瘤。③宫腔粘连。④纵隔子宫。⑤子宫内膜切除。⑥宫腔内异物取出，如嵌顿节育器及流产残留物等。⑦宫腔镜引导下输卵管插管通液、注药及绝育术。

（五）宫腔镜治疗的禁忌证

1. 绝对禁忌证

宫腔镜治疗的绝对禁忌证包括：①急、亚急性生殖道感染。②心、肝、肾衰竭急性期及其他不能耐受手术者。

2. 相对禁忌证

宫腔镜治疗的相对禁忌证包括：①体温＞ 37.5℃。②子宫颈瘢痕，不能充分扩张者。③近期（3 个月内）有子宫穿孔史或子宫手术史者。④浸润性子宫颈癌、生殖道结核未经系统抗结核治疗者。⑤大量子宫出血。⑥计划继续妊娠者。⑦血液病无后续治疗措施者。

（六）术前准备

术前详细询问患者的病史，全面仔细地对其进行体格检查及妇科常规检查。若患者一般情况良好，可为其在门诊行宫腔镜检查术；若患者并发症较多，因门诊监护条件较差，可安排其住院在手术室行宫腔镜检查，以确保患者的安全。常规实验室检查以及心肺、肝、肾功能检测。宫颈准备：术前 3 h 将 400 μg 米索前列醇置于患者阴道后穹隆，能够起到软化宫颈的作用，使之易于机械性扩张，大大减少患者的痛苦。向患者介绍宫腔镜检查的过程，减少患者的心理负担及焦虑感。检查时间一般以月经干净后 5 ~ 7 d 为宜，此时子宫内膜处于增生早期，宫腔内病变容易暴露，观察效果最佳。不规则阴道出血患者在止血后任何时间均可检查。

（七）宫腔镜检查及手术的麻醉及镇痛

诊断性宫腔镜检查可不用麻醉，对于尚未生育的患者可选用全身麻醉。宫腔镜检查时间较短，一般不需要气管插管。宫腔镜手术可根据术者经验及术前对手术难度的评估选择麻醉方式，多采用全身麻醉或硬膜外麻醉。

（八）宫腔镜检查的操作步骤

1. 体位

患者取膀胱截石位，术前需排空膀胱，但与超声联合检查时需适度充盈膀胱。

2. 消毒

术者用 0.5% 碘伏或消毒液常规消毒外阴及阴道，放置阴道窥器后再次用消毒液消毒阴道及宫颈，探宫腔深度，必要时扩张宫颈。

3. 置镜检查

镜检前必须排空镜体内的空气，液体膨宫压力为 100 mmHg，特殊情况下可暂时调为 120 ~ 150 mmHg，流速 200 ~ 300 mL/min；CO_2 膨宫压力为 8 ~ 10 kPa（60 ~ 80 mmHg），流速 20 ~ 30 mL/min。

4. 其他

待宫腔充盈后，若视野明亮，可转动镜体并按顺序全面观察宫腔。先检查宫底和宫腔前、后、左、右壁，再检查子宫角及输卵管开口。注意宫腔形态、有无子宫内膜异常或占位性病变，必要时定位活检，最后在缓慢退出镜体时，仔细检查宫颈内口和宫颈管。

二、手术要点

（一）术中监护

常规监护，应注意观察患者的生命体征（如呼吸、心率、血压、体温等）及症状（如是否有胸闷、烦躁、嗜睡、颜面水肿等），预防并发症的发生。

（二）宫腔镜联合超声检查

1. 适应证

宫腔镜联合超声检查的适应证主要包括：①凡有宫腔镜检查适应证者。②盆腔包块，了解其与子宫的关系。③根据肌瘤与子宫肌层的关系和肌瘤对子宫腔形态的影响，术前评估肌瘤的数目、大小、位置、有无变性及确定宫腔镜手术方式。

2. 宫腔镜联合超声检查的优点

宫腔镜联合超声检查可以发现单纯宫腔镜检查不能发现的宫腔外的病变，如子宫畸形、宫壁和宫外病变、壁间肌瘤、子宫腺肌病、子宫浆膜下肌瘤、附件肿物等。超声的向导作用提高了宫腔内操作的成功率，同时增加了手术的安全性。宫腔镜联合超声检查有利于妇科医生对患者病情做出正确的诊断。

（三）术中特殊情况的处理

1. 宫腔膨胀不良

宫腔膨胀不良常见于宫颈功能不全、膨宫压力不够、子宫穿孔等情况。处理措施：可用宫颈钳夹持宫颈，调整膨宫压力；怀疑子宫穿孔时，应立即停止手术，及时给予相应的处理。

2. 视野不清

视野不清常见于膨宫压力较低、宫腔内出血、窥镜紧贴子宫壁等情况。处理措施：可提高膨宫压力、充分止血，微调内窥镜目镜。

三、术后处理

术后应注意：①术后 6 h 内密切观察患者的血压、脉搏、心率变化。②抗生素预防感染。可口服抗生素 3 ~ 5 d。③术后 1 周根据患者的内膜病理结果决定下一步的处理。④嘱患者保持外阴清洁，术后禁止性生活 2 周。⑤术后腹痛。术后腹痛主要为子宫痉挛收缩所致，一般疼痛不重，不需处理，个别疼痛较重者，可给予镇痛药。⑥发热。术后可因灌流液的吸收出现一过性的体温升高，多于 24 h 内消退。症状明显者，可给予解热药。⑦注意观察患者阴道出血情况，若出血多，可用 10 U 缩宫素肌内注射，或选用止血药。

随着宫腔镜技术的不断发展，这种直观、准确的微创诊治方法将逐步深入妇科临床的各个领域，造福更多的女性。

第二节　子宫内膜息肉切除术

子宫内膜息肉是子宫内膜受雌激素持续作用而发生局灶性增生的良性病变。子宫内膜息肉可引起子宫异常出血、腹痛等症状。传统的诊断方法漏诊率很高。随着宫腔镜的应用，借助于直观、清晰的图像，子宫内膜息肉的诊断率大大提高。对不同年龄、不同生育要求的子宫内膜息肉患者行宫腔镜下手术治疗，为子宫内膜息肉的治疗提供了新思路。

一、手术概述

（一）子宫内膜息肉的类型

宫腔镜下可见子宫内膜息肉为自子宫内膜表面突出的良性结节，由内膜、腺体及其间质组成，外表呈细长的圆锥形或卵圆形，表面光滑，常有血管，可为单发或多发，有大有小，可分为增生型息肉、功能型息肉、萎缩型息肉、腺瘤型息肉4种。

（二）子宫内膜息肉切除术的方法

对于单发息肉的患者，可在切除根蒂后完整取出；对于多发息肉和息肉样增生且需保留生育功能者，应同时行浅层内膜切除，即切除内膜功能层，镜下可见多数内膜腺体开口；对于无生育要求者，可在行息肉切除的同时行内膜切除，即切除内膜功能层、基底层和肌层的2~3 mm，以达到使子宫内膜不能再生的目的；对于绝经后患者，行息肉切除的同时可行内膜剥除，即用滚球电极电凝破坏内膜功能层和基底层。

（三）子宫内膜息肉切除术的适应证

子宫内膜息肉切除术的适应证为所有有症状的子宫内膜息肉，除外息肉恶性病变。

（四）子宫内膜息肉切除术的禁忌证

子宫内膜息肉切除术的禁忌证主要包括：①宫颈瘢痕，不能充分扩张者。②子宫屈度过大，宫腔镜不能进入宫底者。③生殖道感染的急性期。④心、肝、肾衰竭的急性期。

（五）围手术期处理

1. 术前准备

手术时间以月经干净后5~7 d为宜，因为此时子宫内膜处于增生早期，薄且不易出血，黏液分泌少，宫腔病变易见。术前应仔细询问患者病史并进行全身检查、妇科检查、宫颈脱落细胞学及阴道分泌物检查。术前3 h于患者阴道内放置400 μg米索前列醇，以软化其宫颈。

2. 术后处理

为患者取去枕平卧位，头偏向一侧，每2 h协助患者翻身1次，术后8~12 h鼓励患者下床活动。嘱患者术后6 h内禁食、禁饮，后可改为流质、半流质饮食，待肛门排气后可进普食。告知患者术后2个月内少量出血、排液均属正常现象。嘱患者术后禁性生活1个月。

二、手术注意事项

子宫内膜息肉切除术具有不开腹、创伤小、手术时间短、出血少、痛苦少，以及不影响卵巢功能、能保留生育功能、术后恢复快、住院时间短等优点。子宫内膜息肉传统的手术治疗方法有钳夹法、刮宫术法，均在盲视下操作，不能确保将子宫内膜息肉全部及完整地切除，效果欠佳，有些患者的临床症状无法得到改善，更有甚者最终需将子宫切除。而宫腔镜手术则能在直视下将息肉自其根蒂部全部、完整地切除而不影响其余正常的子宫内膜，可预防其持续存在及复发。希望保留生育能力、卵巢良好功能及子宫的患者或有多种内科并发症、不能耐受长时间开腹手术的患者及老年患者均可选用此术式，此术式手术风险系数小，并发症发生率低。

子宫内膜息肉可发生于青春期后任何年龄，可无临床症状或出现异常子宫出血及不孕，药物治疗往往无效。既往传统的治疗方案是在明确诊断后行刮宫治疗，对保守治疗无效者行子宫全切术。现在，可根据不同年龄、不同生育要求为患者行宫腔镜手术治疗，该宫腔手术治疗具有保留子宫及生育功能的优点。

在子宫异常出血的患者中，因子宫内膜息肉病变引起者占第二位，仅次于子宫内膜增生。其形成可能与炎症疾患、内分泌紊乱，特别是雌激素水平过高有关。多数学者认为，息肉来自未成熟的子宫内膜，尤其是基底部内膜。子宫内膜不同部位的雌激素水平不同，可造成对雌激素受体效应的差异，以致局部内膜呈现过度增生而形成息肉，周围其他内膜往往表现为息肉样增生。对子宫有异常出血的患者，一定要行内膜病理检查，排除息肉恶变及子宫内膜癌。对无生育要求的患者，如果单纯切除息肉，仅可解决局部的内膜增生问题，周围其他异常增生的内膜会继续生长，再次出现息肉或更严重的内膜增殖症。因此，对无生育要求的患者，在息肉切除的同时切除内膜，可防止息肉的复发。子宫内膜息肉切除术切除了病变的组织，使内膜多数不再增生，息肉不再复发，保留了患者的子宫，保持了盆底的正常解剖结构，可作为替代全子宫切除的治疗内膜息肉的微创手术方法。

子宫内膜息肉可影响孕卵着床，如果患者的月经未发生改变，很容易被漏诊。切除单纯内膜息肉后，内膜层重新修复，内膜将变得光滑、平整，使受精卵容易着床。据 Varastech 等报道，对 23 例行子宫内膜息肉切除术的不孕妇女随访 > 18 个月，结果显示，子宫内膜息肉切除术可提高不孕患者的生育能力。然而，如果患者子宫内膜多发息肉、不孕合并子宫内膜广泛息肉样增生，治疗会非常棘手。浅层内膜切除在切除息肉的同时薄化子宫内膜，可以保留患者的生育功能，但其有效性还需大样本且长时间的观察。绝经后妇女易出现无症状息肉，常于检查时偶然发现。育龄期患者的息肉恶变率仅为 4.8%，但绝经后息肉恶变率可增至 10.0%，故对绝经后无症状的息肉，一旦发现，应积极治疗。

据 Franchini、Cianferoni 报道，切除内膜可用以治疗他莫昔芬引起的内膜息肉，但术后能否长期服用他莫昔芬而不造成息肉复发尚需进一步研究。多发性子宫内膜息肉合并内膜增殖症形成的根源为内分泌紊乱，需在保留生育功能者术前内分泌治疗无效，行浅层内膜切除后再辅以药物治疗。子宫内膜息肉切除术可以改善子宫局部环境，但是否有益于内分泌治疗还需大样本的研究来证实。

第三节　子宫内膜切除术

一、手术概述

（一）子宫内膜切除术的方法

子宫内膜切除术（TCRE）是在全身麻醉或局部麻醉下，应用宫腔镜及头部带有单极的环形电极或双极的滚球电极，通过电流产生热能，以达到切除和凝固子宫内膜目的的手术。操作时应自子宫基底部开始向宫颈内口，有序切除子宫内膜功能层、基底层及 2 ~ 3 mm 浅肌层。

（二）子宫内膜预处理

子宫内膜受激素的调节，会随月经周期发生变化，不同时期的子宫内膜厚度不同。早期增殖期内膜薄（通常为 1 ~ 2 mm），选择此期行子宫内膜切除，可将基底层一次切净。在宫腔的每一个部位都可只切一刀，操作容易且快捷，能达到预期的效果。但对于月经周期紊乱者，因无法估计其内膜情况，故应先使用药物行子宫内膜预处理，使子宫内膜变薄，减少切割组织厚度，加大宫腔体积，同时减少内膜血管，以保持良好的手术视野，利于手术顺利进行，可以较彻底地切除子宫内膜，缩短手术时间，减少手术并发症。

子宫内膜预处理有以下几种方法：①假孕疗法。联合应用孕、雌激素，使血清中激素水平达到类似妊娠的状态。高剂量黄体酮可使内膜发生萎缩性改变。常用药物有炔诺酮、甲羟黄体酮等。②假绝经疗法。应用 17 α- 炔黄体酮的衍生物（如达那唑），可暂时减少卵巢激素的分泌，使增生过长的子宫内膜转化为萎缩或增生早期内膜，导致短暂绝经。③其他方法。应用 GnRH 类药物，显著降低 FSH、LH 和雌激素的分泌，达到对内膜预处理的目的。

（三）子宫内膜切除术的效果

TCRE 可使患者保留子宫，保持正常的盆底解剖关系，具有不开腹、创伤小、出血少、康复快、疗效高、住院时间短、近期并发症少等优点。

（四）子宫内膜切除术对卵巢功能的影响

采用 TCRE 切除子宫内膜，既可以保留子宫组织，又不改变卵巢的血液供应，有利于保持正常的盆腔解剖关系，术后卵巢发生粘连、感染的机会较少。但 TCRE 是否会破坏卵巢的内分泌功能有待进一步研究，TCRE 对卵巢功能的长期影响至今也尚不明确。探讨 TCRE 对卵巢功能的远期影响，仍然是我们重点关注的问题，这也将为患者围绝经期保健提供理论依据。

（五）子宫内膜切除术的适应证

TCRE 的适应证主要包括：①久治无效的异常子宫出血，排除恶性疾患。②月经量＞ 80 mL，持续时间＞ 8 d，影响正常活动或引起贫血者。③药物治疗失败，有用药禁忌证或拒绝接受药物治疗者。④子宫＜ 12 孕周及宫腔深度＜ 12 cm。⑤无子宫内膜、宫颈癌变或癌前病变。⑥无潜在的需要其他形式手术的子宫操作。⑦不愿行子宫切除术且无妊娠需求的患者。

（六）子宫内膜切除术的禁忌证

TCRE 的禁忌证主要包括：①宫颈瘢痕，不能充分扩张者。②子宫屈度过大，宫腔镜不能进入宫底者。③生殖道感染的急性期。④心、肝、肾衰竭的急性期。

（七）围手术期处理

1. 术前准备

常规做宫颈细胞学或病理学检查，排除宫颈恶性病变；术前常规行诊断性刮宫。将子宫内膜组织送病理检查，明确病理诊断；术前 3 d 用碘伏冲洗阴道。

2. 术后一般护理

1）体位与饮食

为患者取去枕平卧位，头偏向一侧，每 2 h 协助其翻身 1 次，术后 8 ～ 12 h 鼓励患者下床活动。嘱患者术后 6 h 内禁饮禁食，后改为流质、半流质饮食，待肛门排气后可进普食。

2）生命体征的监测

术后每小时为患者测血压、脉搏、心率、呼吸 1 次直至其病情稳定，注意观察患者的神志及精神状况。

3）观察电解质及酸碱平衡情况

术中大量灌流液可经静脉或输卵管、腹膜进入血液循环，可能会引起体液超负荷、低钠血症、心衰竭、脑水肿、肺水肿、水中毒等问题，因此应密切观察患者是否存在电解质紊乱及酸碱平衡失调等情况。

4）留置导尿管的观察

随时注意保持患者导尿管引流通畅，防止尿管脱出、扭曲、受压，准确测量并记录尿量、颜色及性质。鼓励患者在术后 6 h 进食高热量、高维生素、易消化的食物，以增强机体抗病能力，促进早日康复。保持患者外阴部清洁、干燥，每天为其用碘伏擦洗会阴 2 次。

二、手术注意事项

（一）术中注意事项

手术注意事项主要包括：①电切时（尤其在切割子宫角时）注意不要将切割环向肌层推得过深，以免导致子宫穿孔。②宫腔膨胀不良时，视野不清，不能手术，否则可能会导致切割不全或子宫穿孔。若宫颈管松弛，可缝合宫颈或用宫颈钳围绕宫颈夹持，以闭合宫颈外口。若膨宫压力低下，可加大膨宫压力；若无膨宫泵，可用三通管加压、增加盛灌流液容器的高度、增加灌流液容量等方法解决。若出现子宫穿孔，应立即停止手术，检查腹部体征，利用超声观察患者子宫周围及腹腔有无游离液体。入水、出水接口阀门不通畅，内外镜鞘间有血块堵塞，入水管打折或盛灌流液容器进气不畅等，均可导致膨宫不良。③切割不充分时，被切割的组织未离断，组织块漂浮在宫腔内。④切割环尚未退回鞘内即停止通电。⑤电切环断裂或变形，变形的切割环在切割终止时不能回到鞘内。⑥切割电流强度过低易导致切割不充分，可增加电流功率。

（二）术后注意事项

术后注意事项主要包括：①术后 2 个月有少量出血、排液均为正常现象，若过多可随诊。②术后第 3 个月如有出血则为月经。③术后第 1、3 个月到门诊复查，以后每半年复查 1 次。④本术有一定避孕效果，但不可将本术作为避孕的方法。和所有节育措施一样，本术有失败率，故有异常情况应及时就诊。⑤术后禁性生活 1 个月。⑥术后诊断为腺肌病者需继续观察和治疗。

第四节　子宫肌瘤切除术

子宫肌瘤是女性生殖系统最常见的良性实体肿瘤，由平滑肌及结缔组织组成。多见于 30 ~ 50 岁的妇女，亦可见于年轻女性。国外有文献报道，30 岁以上的育龄期女性子宫肌瘤的发病率为 20% ~ 30%。

子宫肌瘤最主要的临床表现是月经过多和子宫出血，导致贫血，尤其是黏膜下肌瘤。传统的治疗方法是切除子宫，常给患者造成严重的心理压力和身体创伤。近年来宫腔镜手术广泛开展，因其不开腹、创伤小、术后恢复快的特点，大大提高了患者的依从性和手术的成功率。

一、子宫肌瘤的诊断与分类

（一）超声检查

应用腹部或阴道探头测量子宫及黏膜下肌瘤的径线，但肌瘤可能与子宫内膜息肉或增厚的子宫内膜相混淆，而且也不易为肌瘤定位。

（二）宫腔镜联合超声检查

患者取截石位，膀胱适量自然充盈，宫腔镜检查的同时行常规二维超声，探查子宫位置、大小、有无畸形、子宫壁厚度、宫腔线位置、内膜厚度，有无子宫肌瘤、肌瘤的大小及位置和附件情况等。以 5% 葡萄糖液为膨宫介质，将宫腔镜进水孔注满膨宫液后，在超声引导下顺宫腔方向将镜体置入宫颈内口，注入膨宫液，边注液边扫视，在直视下将镜体朝子宫内推进。同时用超声探头在耻骨联合上方做横切与纵切扫视，以宫腔内的膨宫液和镜体为参照物进行全方位的观察。在镜体后退时，观察宫腔形态、宫内有无异常回声，并注意膨宫前后声像图变化、宫壁有无膨宫液渗入等。用上述方法明确诊断子宫肌瘤及其大小、位置以及与宫腔的关系。

荷兰 Haarlem 国际宫腔镜培训学校按肌瘤与子宫肌层的关系和肌瘤对宫腔形态的影响，将黏膜下肌瘤分为 3 种类型，已被国际广泛采用。0 型为有蒂黏膜下肌瘤，未向肌层扩展；Ⅰ 型无蒂，向肌层扩展 < 50%；Ⅱ 型无蒂，向肌层扩展 > 50%。Ⅰ、Ⅱ 型的镜下区别在于前者的黏膜自子宫壁呈锐角向肌瘤移行，后者呈钝角向肌瘤移行。宫腔镜只适用于切除黏膜下肌瘤和内突壁间肌瘤，术前评估其存在的数目、大小、位置、有无变性及宫腔镜手术的可能性十分重要。

二、手术概述

（一）子宫肌瘤切除术的适应证

任何有症状的内突壁间肌瘤、黏膜下肌瘤和宫颈肌瘤患者都应该首先考虑做宫腔镜手术。但并非所有的肌瘤患者都适合做宫腔镜手术，选择病例时应把手术安全放在第一位，术者要根据自己的经验和技术做出正确的选择。一般情况下应考虑以下几点：①月经过多或异常子宫出血。②子宫大小及宫腔长度，子宫 < 10 周妊娠大小，宫腔 < 12 cm。③黏膜下或壁间内突肌瘤大小，直径一般 < 6 cm。④子宫无癌变。

在切除黏膜下子宫肌瘤的同时行部分或全部子宫内膜切除者，其手术指征为：子宫出血严重，造成患者慢性衰弱，或同时伴有子宫内膜异常增生，无生育要求者。为减少其月经量，可对 45 岁以上的患者同时进行子宫内膜全部切除，对 45 岁以下的患者视情况进行部分内膜切除。

（二）子宫肌瘤切除术的禁忌证

子宫肌瘤切除术的禁忌证主要包括：①宫颈瘢痕，不能充分扩张者。②子宫屈度过大，宫腔镜不能进入宫底者。③生殖道感染的急性期。④心、肝、肾衰竭的急性期。⑤未引起宫腔变形的壁间肌瘤和浆膜下肌瘤。

（三）子宫肌瘤切除术的术前预处理

1. 对子宫肌瘤的预处理

GnRH-a、米非司酮、孕三烯酮、达那唑等药物使用 4 ~ 12 周，可使子宫及肌瘤体积缩小，以利于手术。还可使较大的壁间内突肌瘤体积缩小，使宫腔镜下肌瘤切除成为可能。对于严重贫血以致目前身体情况不能胜任手术的患者，用药可使月经减少或闭经，使血红蛋白上升，减少输血概率。

2. 对子宫颈的预处理

对子宫颈的预处理主要包括：①术前 3 h 阴道内放置 400 μg 米索前列醇，以便于术中扩张子宫颈。应注意的是，对此药过敏或有心血管疾病者禁用。②术前一晚安置子宫颈扩张棒软化子宫颈，以便于术中子宫颈充分扩张，娩出肌瘤。

3. 手术时机

子宫肌瘤切除术一般在月经后开展，因为此时子宫内膜较薄，视野较清晰。行药物预处理后无月经者，随时可接受此手术。

（四）麻醉方法

对于肌瘤直径 < 4 cm 者，可选择全身麻醉；对于肌瘤直径 > 4 cm 者，因手术时间长，可选择硬膜外麻醉。

（五）手术步骤及要点

不同类型的子宫肌瘤其手术步骤略有不同。

1. 0 型肌瘤

对于 0 型肌瘤，切割前应先看清肌瘤与周围肌壁的解剖关系，找到肌瘤的蒂，先用环形电极和（或）滚球电极电凝肌瘤表面的大血管和瘤蒂的血管，以减少术中出血。对于体积小者（直径 < 3 cm），可在超声引导下通过切割、钳夹、捻转、牵拉、娩出子宫肌瘤的五步手法切除，对于体积大者（直径 > 3 cm），可先用环形电极分次片状切割瘤体，使肌瘤体积缩小，并将肌瘤分割成数块，然后采用五步手法将肌瘤完全切除。

2. Ⅰ、Ⅱ 型肌瘤

对于部分瘤体位于子宫肌壁者，要想完全彻底切除肌瘤，首先必须尽量增加肌瘤的突出度。应在超声的引导下，用环形电极沿着肌瘤底部的被膜逐步切开，明确肌瘤与肌层之间的分界层。可利用镜体的先端，一边压迫肌瘤，一边钝性剥离肌层，促使肌瘤向宫腔内突出，切除到一定程度时，即可改用五步手法完成手术。

3. 接近宫腔的壁间肌瘤

对于接近宫腔的壁间肌瘤，应先切开距离肌瘤最近的黏膜及肌层，即"开窗"或"解压"，一边用环形电极切除逐渐向宫腔内突出的肌瘤组织，一边用缩宫素迫使肌瘤突向宫腔，之后的处理同 Ⅰ、Ⅱ 型肌瘤。

4. 腺肌瘤

在少数情况下，临床或超声检查诊断的内突壁间肌瘤或无蒂黏膜下肌瘤实为腺肌瘤。腺肌瘤有 3 种类型：①团块结构全部为腺肌瘤组织，该团块无明显的包膜、切面可见簇状子宫内膜、陈旧血液和丰富的血管，切除过程中腺肌瘤随子宫收缩而变形，切除时应适可而止。②腺肌瘤合并平滑肌瘤。③混合型，以平滑肌瘤为主，在其近宫腔的一端有子宫内膜侵入。第 2 种和第 3 种类型一般包膜比较明显，切除方法与内突壁间肌瘤和（或）无蒂黏膜下肌瘤相同。

三、手术要点

（一）手术时间和膨宫液的监测

在患者会阴部放置脑外科无菌长条状的引流带，通过引流带将灌流液收集到容器中，此法可准确收集回流膨宫液，从而计算膨宫液体吸收量。在灌流液应用到10 000 mL 时，常规用 5 mg 呋塞米利尿，以预防稀释性低钠血症的发生率。膨宫压力应控制在 100 mmHg，过高的膨宫压力可使灌流液吸收过多，增加稀释性低钠血症的发生率。随着手术时间的延长，TURP 的发生率会增加，因此手术时间应控制在 1 h 之内。手术时间超过 1 h 者，可考虑行二期手术切除肌瘤，以降低稀释性低钠血症的发生率。

（二）术中生命体征的监测

常规为患者行心电监护，可及时发现其心率及血压的变化，以避免人工流产综合征的发生。

（三）超声监护的重要性

术中的超声监护是必不可少的，超声可提示进镜深度及切割方向，引导术者将瘤体切薄或切成扁圆形，以便用卵圆钳夹住瘤体并将其扭转取出。内突壁间肌瘤的部分瘤体位于子宫肌壁内，当瘤体切除至与子宫壁平行时，在超声下可观察到子宫肌壁内的瘤体被挤入宫腔后，瘤体外缘被挤压的子宫壁逐渐恢复，瘤体与子宫壁分界清晰，壁内瘤体逐渐向宫腔内突入，提示术者可继续切割及钳夹瘤体。反复切割及钳夹作用使瘤体与正常肌壁逐渐分离，灌流液及汽化作用产生的气体渗入瘤体与肌壁之间，在瘤体与肌壁间形成弧形强回声带，此征象提示瘤体可被全部挤入宫腔，并可经宫腔镜手术一期切除。壁间肌瘤被全部切除后，宫腔通畅，切割面呈强回声。

四、术后处理

（一）一过性发热

一过性发热表现为患者于术后 24 h 内体温骤然升高，最高可达 40℃，一般体检及白细胞测定均无异常，可对症处理，体温多于 24 h 内恢复正常。多见于严重贫血患者。

（二）腹痛

患者术后可能会因子宫痉挛性收缩出现持续性下腹部疼痛，可对症处理，应注意与子宫穿孔相鉴别。

（三）阴道排液

宫腔创面较大，瘤床较大、较深或同时切除子宫内膜者，在瘤床尚未愈合或宫腔创面尚未上皮化前，术后 2 个月内患者阴道可有持续排液，开始为少许血液，于1 周内逐渐转变为淡红色血水，继而为黄色水样，最后为无色水样。如在术后 2 个月内有似月经量的出血，应对症处理，并注意排除有无残留在肌壁内的肌瘤脱出。

五、术后评价标准

根据术后患者的月经改善情况，将宫腔镜切除术治疗黏膜下子宫肌瘤的疗效分为满意与不满意。

（一）满意

患者术后月经量正常或减少，月经周期规律。同时行子宫内膜切除术者，术后无月经、月经量极少或正常。

（二）不满意

患者术后月经量增多至术前水平，出现不规则阴道流血。

参考文献

[1] 樱木范明. 妇科腹腔镜与宫腔镜手术图谱：基础篇 [M]. 杨清，译. 沈阳：辽宁科学技术出版社, 2022.

[2] 陈凤华，胡丽丽，冯六连. 现代妇产科疾病诊疗学 [M]. 天津：天津科学技术出版社, 2018.

[3] 程靖丹，杨海霞，郑玲，等. 妇产科疾病诊疗与超声检查 [M]. 长春：吉林科学技术出版社, 2019.

[4] 邓永兰. 实用妇科腹腔镜手术技巧 [M]. 北京：科学技术文献出版社, 2019.

[5] 窦玉芝. 实用妇女保健学 [M]. 哈尔滨：黑龙江科学技术出版社, 2020.

[6] 杜惠兰. 中西医结合妇产科学（新世纪第三版）[M]. 北京：中国中医药出版社, 2016.

[7] 冯冬兰. 中西医结合妇科 [M]. 北京：中国中医药出版社, 2015.

[8] 冯磊，黎佩莹，何满珠，等. 新编妇产科疾病手术学 [M]. 郑州：河南大学出版社, 2021.

[9] 付金荣. 中西医结合妇科临床手册 [M]. 北京：科学出版社, 2016.

[10] 韩伟. 妇产科疾病诊疗实践 [M]. 长春：吉林科学技术出版社, 2019.

[11] 贺丰杰，吴克明. 中西医临床妇产科学 [M]. 北京：中国医药科技出版社, 2019.

[12] 李明梅. 临床妇产科疾病诊治与妇女保健 [M]. 汕头：汕头大学出版社, 2019.

[13] 李强，张晓月，汪玲，等. 实用妇产科疾病手术学 [M]. 长春：吉林科学技术出版社, 2018.

[14] 李旭，徐丛剑. 女性生殖系统疾病 [M]. 北京：人民卫生出版社, 2015.

[15] 刘萍，许文静，邵茵，等. 现代妇产科疾病诊疗学 [M]. 郑州：河南大学出版社, 2020.

[16] 卢冠军. 腹腔镜手术基础培训教程 [M]. 北京：科学出版社, 2022.

[17] 罗元恺. 中医妇科学 [M]. 上海：上海科学技术出版社, 1986.

[18] 马宏莉. 现代妇产科常见病治疗与保健 [M]. 北京：科学技术文献出版社, 2020.

[19] 马俊旗. 实用妇产科多发病与妇女保健 [M]. 上海：上海交通大学出版社, 2019.

[20] 桑海莉. 中西医临床妇科学 [M]. 济南：山东人民出版社, 2015.

[21] 沈铿，马丁. 妇产科学：第 3 版 [M]. 北京：人民卫生出版社, 2015.

[22] 眭岩，周琳，李天举，等. 实用中西医皮肤性病学 [M]. 长春：吉林科学技术出版社, 2016.

[23] 王汉明，黄晓桃. 常见妇科病中西医结合临床手册[M]. 武汉：华中科技大学出版社, 2020.

[24] 王生玲. 新编临床妇产科疾病诊疗学 [M]. 西安：西安交通大学出版社, 2010.

[25] 王世彪，张淑一，张继学. 妇科常见病中西医诊断与中医适宜技术 [M]. 兰州：甘肃科学技术出版社, 2020.

[26] 王晓丽，等. 现代临床妇产科疾病诊疗学 [M]. 上海：上海交通大学出版社, 2018.

[27] 魏广琴，蔡君霞，高春燕，等. 妇产科疾病诊疗与保健 [M]. 北京：科学技术文献出版社, 2020.

[28] 温丽宏. 新编妇产科疾病诊断与治疗 [M]. 长春：吉林科学技术出版社, 2019.

[29] 夏恩兰 . 妇科腹腔镜手术操作及实例精选演示 [M]. 沈阳 : 辽宁科学技术出版社 , 2017.

[30] 肖国仕 , 高积慧 . 妇科病诊疗手册 [M]. 郑州 : 河南科学技术出版社 , 2019.

[31] 许鹏光 , 叶建州 . 中西医临床皮肤性病学 [M]. 北京 : 中国医药科技出版社 , 2012.

[32] 杨慧霞 , 狄文 , 朱兰 . 妇产科学 : 第 2 版 [M]. 北京 : 人民卫生出版社 , 2021.

[33] 杨志波 , 李元文 , 谢红付 , 等 . 中西医皮肤性病学 : 上册 [M]. 长沙 : 湖南科学技术出版社 , 2020.

[34] 姚庆 . 现代妇产科疾病诊疗学 [M]. 昆明 : 云南科技出版社 , 2018.

[35] 张春红 . 实用妇产科手术学 [M]. 天津 : 天津科学技术出版社 , 2018.

[36] 张春艳 . 现代妇产科诊治要点 [M]. 天津 : 天津科学技术出版社 , 2018.

[37] 张登山 . 妇科疾病中西医结合诊疗 [M]. 长春 : 吉林大学出版社 , 2016.

[38] 张国楠 , 吴克明 , 熊庆 . 中西医结合妇科手册 [M]. 成都 : 四川科学技术出版社 , 2014.

[39] 张庆悦 , 施丽洁 , 韩书勤 , 等 . 中西医结合妇产科疾病诊疗学 [M]. 西安 : 西安交通大学出版社 , 2014.

[40] 郑勤田 . 妇产科手册 : 第 2 版 [M]. 北京 : 人民卫生出版社 , 2022.